MANOPAUSE
MYTHE OU RÉALITÉ ?

Guide pratique sur la crise de la quarantaine chez l'homme

ROBERT SPENCER

Contenu

CHAPITRE 5

Sécurité financière et planification **50**

CHAPITRE 6

Résilience émotionnelle et croissance personnelle **61**

CHAPITRE 7

Créer un héritage et une contribution **72**

CHAPITRE 8

La renaissance sociale et personnelle **84**

Introduction

Laissez-moi vous raconter une histoire. Il y a quelques années, je me suis retrouvé dans une situation particulière. Ma femme était en ménopause, une expérience aussi imprévisible qu'un bambin avec un crayon. Les hormones volaient dans tous les sens. C'était comme vivre avec un tout petit dragon très émotif. À peu près à la même époque, j'ai eu un AVC. J'avais l'impression que mon corps organisait une rébellion – ou du moins une protestation très gênante.

Alors que j'étais allongée à l'hôpital, j'ai eu tout le temps de réfléchir à la vie, à la raison d'être et à la crise de la quarantaine chez les hommes. Je me suis rendue compte que les hommes vivent souvent une expérience similaire à la ménopause, que j'aime appeler « manopause ». Oui, cela ressemble à un nom de super-héros mal pensé, mais écoutez-moi bien. La manopause est cette période particulière où les hommes atteignent la quarantaine et la cinquantaine et commencent à agir comme s'ils auditionnaient pour une émission de télé-réalité intitulée « Mid-life Mayhem ».

L'objectif de ce livre est de vous aider à traverser cette période confuse. Je souhaite vous donner un guide pratique pour gérer les changements et les défis qui accompagnent la ménopause. Vieillir peut être une expérience agréable, mais soyons honnêtes : cela peut aussi être un peu compliqué. Alors, démystifions ce qu'est vraiment la ménopause et comment vous pouvez y faire face sans acheter une voiture de sport ou vous faire un tatouage regrettable.

Vous vous demandez peut-être ce qu'est exactement la ménopause. Ce n'est pas un terme médical officiel, mais il résume bien l'essence du changement de milieu de vie. Les hommes peuvent connaître une série de changements physiologiques et psychologiques qui les poussent à remettre en question leurs choix de vie. C'est comme la ménopause, mais avec moins de bouffées de chaleur et plus d'angoisse existentielle. Votre corps pourrait ne plus coopérer comme avant , et votre esprit pourrait errer sur des chemins de « et si » et de « qui aurait pu être ».

Ce livre est pour vous, cher lecteur, si vous êtes un homme adulte qui ressent le poids des transitions de la quarantaine. Peut-être êtes-vous confus au sujet de votre identité ou inquiet au sujet de vos relations. Peut-être êtes-vous préoccupé par votre santé. Ce sont des défis courants, et vous n'êtes pas seul. Ce livre abordera ces problèmes de front, avec un peu d'humour et beaucoup d'empathie.

Un peu sur moi : je suis une thérapeute expérimentée qui travaille depuis des années avec des hommes qui remettent en question le sens de leur vie. Beaucoup d'entre eux s'accrochent au passé comme un enfant qui serre son jouet préféré. Ils prennent des décisions qui peuvent sembler un peu... erratiques. Mais j'ai appris à comprendre ces comportements et les difficultés qu'ils représentent. Je suis ici pour partager mes idées avec vous.

J'ai fait mes devoirs. Les recherches montrent que les hommes dans votre situation recherchent des conseils pratiques, des histoires personnelles et des informations fondées sur des preuves. Vous ne vous intéressez pas seulement à la théorie ; vous voulez quelque chose d'actionnable. Vous voulez savoir que d'autres sont passés par là et en sont sortis avec une certaine sagesse à partager.

Ce livre est différent car il combine des anecdotes personnelles avec des conseils d'experts. Il est adapté aux expériences uniques des hommes au milieu de leur vie. Vous obtiendrez des stratégies complètes qui répondent à vos besoins spécifiques. Considérez-le comme une feuille de route avec quelques arrêts pour rire et réfléchir en cours de route.

Voici comment le livre est structuré : chaque chapitre aborde un thème ou un sujet différent en rapport avec votre parcours. Nous parlerons de santé, de relations, de bien-être mental et même un peu de la recherche de la joie au quotidien. Les chapitres sont conçus pour vous guider à travers cette étape de la vie avec des outils pratiques que vous pouvez utiliser immédiatement.

Laissez-moi vous raconter une histoire. Il y a quelques années, je me suis retrouvé dans une situation particulière. Ma femme était en ménopause, une expérience aussi imprévisible qu'un bambin avec un crayon. Les hormones volaient dans tous les sens. C'était comme vivre avec un petit dragon très émotif. À peu près à la même époque, j'ai eu un AVC. J'avais l'impression que mon corps organisait une rébellion – ou du moins une protestation très gênante.

Alors que j'étais allongée à l'hôpital, j'ai eu tout le temps de réfléchir à la vie, à la raison d'être et à la crise de la quarantaine chez les hommes. Je me suis rendue compte que les hommes vivent souvent une expérience similaire à la ménopause, que j'aime appeler « manopause ». Oui, cela ressemble à un nom de super-héros mal pensé, mais écoutez-moi bien. La manopause est cette période particulière où les hommes atteignent la quarantaine et la cinquantaine et commencent à agir comme s'ils passaient une audition pour une émission de télé-réalité intitulée « Mid-life Mayhem ».

L'objectif de ce livre est de vous aider à traverser cette période difficile. Je souhaite vous donner un guide pratique pour gérer les changements et les défis qui accompagnent la ménopause. Vieillir peut être une expérience agréable, mais soyons honnêtes : cela peut aussi être un peu compliqué. Alors, démystifions ce qu'est vraiment la ménopause et comment vous pouvez y faire face sans acheter une voiture de sport ou vous faire un tatouage regrettable.

Qu'est-ce que la ménopause exactement ? Ce n'est pas un terme médical officiel, mais il résume bien l'essence du changement de milieu de vie. Les hommes peuvent connaître divers changements physiologiques et psychologiques qui les poussent à remettre en question leurs choix de vie. C'est comme la ménopause, mais avec moins de bouffées de chaleur et plus d'angoisse existentielle. Votre corps pourrait ne plus coopérer comme avant, et votre esprit pourrait errer sur les chemins du « et si » et du « qui aurait pu être ».

Ce livre est pour vous, cher lecteur, si vous êtes un homme adulte qui ressent le poids des transitions de la quarantaine. Peut-être avez-vous besoin de clarifications sur votre identité ou vous inquiétez-vous de vos relations. Peut-être êtes-vous préoccupé par votre santé. Ce sont des défis courants, et vous n'êtes pas seul. Ce livre abordera ces problèmes de front avec un peu d'humour et d'empathie.

Un peu sur moi : je suis une thérapeute expérimentée qui travaille depuis des années avec des hommes qui remettent en question le sens de leur vie. Beaucoup d'entre eux s'accrochent au passé comme un enfant qui serre son jouet préféré. Ils prennent des décisions qui semblent erratiques. Mais j'ai appris à comprendre ces comportements et les difficultés qu'ils représentent. Je suis ici pour partager mes idées avec vous.

J'ai fait mes devoirs. Les recherches montrent que les hommes dans votre situation recherchent des conseils pratiques, des histoires personnelles et des informations fondées sur des preuves. Vous vous intéressez à plus que la simple théorie ; vous voulez quelque chose d'actionnable. Vous voulez savoir que d'autres sont passés par là et en sont sortis avec une certaine sagesse à partager.

Ce livre est différent car il combine des anecdotes personnelles avec des conseils d'experts. Il est adapté aux expériences uniques des hommes au milieu de leur vie. Vous obtiendrez des stratégies complètes qui répondent à vos besoins spécifiques. Considérez-le comme une feuille de route avec quelques arrêts pour rire et réfléchir.

Voici comment le livre est structuré : chaque chapitre aborde un thème ou un sujet différent en rapport avec votre parcours. Nous parlerons de santé, de relations, de bien-être mental et même un peu de la recherche de la joie au quotidien. Les chapitres sont conçus pour vous guider à travers cette étape de la vie avec des outils pratiques que vous pouvez utiliser immédiatement.

Alors, êtes-vous prête à entreprendre ce voyage transformateur ? Ce livre est votre compagnon de route. Il offre des conseils, de l'inspiration et des outils pratiques pour vous aider à survivre et à vous épanouir pendant la ménopause. Commençons cette aventure ensemble.

CHAPITRE 1
Comprendre la transition vers la quarantaine

Alors que je m'occupais de mes affaires, je me suis retrouvé au milieu de ce qui ressemblait à une blague cosmique. Ma ligne de cheveux a décidé de reculer stratégiquement, ma taille a fait un pas audacieux en avant et mon niveau d'énergie a joué à cache-cache. C'était comme si mon corps essayait de me dire quelque chose, mais dans un langage que je n'avais pas encore appris. Alors que je jonglais avec le chaos du tourbillon de la ménopause de ma femme et mon propre problème de santé, j'ai réalisé que l'âge mûr était arrivé et qu'il n'acceptait pas de réponse négative. Bienvenue au club, mon ami. Vous n'êtes pas seul. Beaucoup d'entre nous se retrouvent déconcertés par les changements qui se produisent sous notre nez – ou légèrement plus bas, si vous voyez ce que je veux dire.

1.1 | La science derrière la ménopause

Plongeons dans le vif du sujet de ce que j'aime appeler la « ménopause ». Ne vous méprenez pas, il ne s'agit pas d'un terme marketing à la mode. C'est une façon de décrire les changements hormonaux bien réels, bien que progressifs, que les hommes connaissent lorsqu'ils entrent dans la cinquantaine. Voyez-vous, la testostérone, cette hormone dont nous avons tous tant entendu parler, est un peu une diva. Elle atteint son apogée pendant nos années de jeunesse, se pavanant comme si elle était la maîtresse des lieux, pour ensuite diminuer progressivement d'environ 1 % par an après

30 ans. À 50 ans, le déclin devient plus perceptible, comme une paire de jeans préférée qui ne nous va plus tout à fait. Cette diminution n'est pas aussi spectaculaire que la chute hormonale à laquelle les femmes sont confrontées pendant la ménopause, mais elle peut quand même avoir des conséquences néfastes.

À mesure que votre taux de testostérone chute, vous remarquerez peut-être des changements qui peuvent ressembler à une suite négative de vos jeunes années. La masse musculaire qui vous faisait autrefois sentir comme un dieu grec commence à décliner, tandis que la graisse décide qu'il est temps de faire une tournée de retrouvailles autour de votre abdomen. Les niveaux d'énergie peuvent fluctuer de manière imprévisible, vous donnant l'impression d'être un téléphone constamment à court de batterie. Et le sommeil ? Il ne vient peut-être pas aussi facilement qu'avant, vous transformant en oiseau de nuit alors que vous préféreriez être un lève-tôt. Ces changements font partie du processus naturel de vieillissement, un doux rappel de Mère Nature que nous ne sommes plus les mêmes jeunes gens alertes que nous étions autrefois.

Mais que pense le monde médical de tout cela ? Certains experts sont sceptiques quant à l'appellation de ces changements comme « ménopause masculine », préférant des termes comme « andropause » ou « hypogonadisme tardif » (qui ressemble à un dessert raffiné, mais croyez-moi, ce n'est pas le cas). Selon les endocrinologues, ces changements sont bel et bien réels, bien que plus progressifs et moins graves que ceux que connaissent les femmes. Des recherches ont montré que de faibles niveaux de testostérone peuvent être liés à divers problèmes de santé, tels que l'ostéoporose, les maladies cardiaques et même la dépression. Ainsi, même si la ménopause peut sembler un mythe, elle est étayée par des données scientifiques sérieuses.

Les conséquences de ces changements physiologiques vont bien au-delà de la surface. Un faible taux de testostérone peut entraîner des risques accrus de maladies comme l'ostéoporose, où les os deviennent aussi fragiles que vos vieux disques vinyles. Les maladies cardiaques peuvent également faire leur apparition, nous rappelant que notre corps a besoin d'un peu plus d'attention à mesure que nous vieillissons. Ces changements peuvent affecter notre santé et notre bien-être général d'une manière que nous n'aurions peut-être pas anticipée, ajoutant une couche supplémentaire au puzzle de la quarantaine.

Comprendre la science qui se cache derrière la ménopause nous aide à donner un sens au chaos et à l'aborder avec un plan. Il ne s'agit pas seulement d'accepter les changements, mais de trouver des moyens de les anticiper, comme un joueur d'échecs stratégique anticipant le prochain coup. Alors, lorsque vous naviguez dans ce chapitre de votre vie, n'oubliez pas que la connaissance est un pouvoir. Plus vous comprendrez ce qui arrive à votre corps, mieux vous serez en mesure de le gérer avec finesse et peut-être une pointe d'humour.

1.2 | Changements psychologiques à la quarantaine

Ah, l'esprit, notre fidèle compagnon et parfois notre plus grand saboteur. Alors que nous nous trouvons au milieu de notre vie, nous remarquons peut-être que notre cerveau nous lance quelques balles courbes. Ce n'est pas seulement notre corps qui subit des changements. Notre état mental peut également donner l'impression qu'il auditionne pour un rôle dramatique dans un feuilleton. L'anxiété et la dépression sont des invités indésirables fréquents à ce stade. Elles s'insinuent souvent discrètement, nous poussant à nous demander si nous sommes toujours la même personne que nous étions. Il est courant de ressentir un sentiment d'inadéquation ou de regret, comme si nous repensions à une vie qui ne s'est pas déroulée comme prévu. Ces sentiments peuvent être aussi subtils qu'un murmure ou aussi forts qu'une fanfare, et ils peuvent vraiment mettre à mal notre bien-être émotionnel.

Comme si cela ne suffisait pas, nos capacités cognitives pourraient aussi commencer à nous jouer des tours. Vous souvenez-vous de l'époque où vous pouviez vous souvenir des numéros de téléphone et des dates d'anniversaire sans effort ? Cette époque peut sembler lointaine aujourd'hui. Le traitement des informations peut ralentir un peu, comme un ordinateur essayant d'exécuter le dernier logiciel sur un matériel obsolète. Cela ne signifie pas que nous perdons le contact, mais simplement que notre cerveau s'adapte à un nouveau rythme. Vous pourriez avoir besoin d'un peu plus de temps pour vous souvenir de l'endroit où vous avez laissé vos clés ou de l'acteur de ce film que vous avez adoré dans les années 90. Tout cela fait partie du processus qui accompagne le vieillissement.

Parlons maintenant des émotions. Si vous avez déjà pleuré devant une publicité ou perdu patience pour une futilité, vous n'êtes pas seul. Notre régulation émotionnelle peut changer au milieu de la vie, nous rendant plus sensibles et, oserais-je dire, un peu plus humains. Cette sensibilité accrue peut affecter nos relations, parfois pour le meilleur, parfois pour le pire. Nous pouvons découvrir que nous sommes plus empathiques, capables de comprendre et de partager les sentiments des autres, ce qui peut nous rapprocher des personnes qui nous sont chères. À l'inverse, notre patience peut s'épuiser, ce qui peut conduire à des malentendus et à des conflits.

Mais ne vous inquiétez pas, il y a de l'espoir. Les experts en psychologie suggèrent que comprendre ces changements peut nous aider à les gérer plus efficacement. Les stratégies cognitivo-comportementales sont un excellent outil pour renforcer la résilience. Ces techniques nous apprennent à reconnaître et à modifier les schémas de pensée négatifs, ce qui nous aide à faire face à l'anxiété et à la dépression. C'est comme faire travailler notre cerveau pour le maintenir en forme. En nous concentrant sur des pensées positives et en nous fixant des objectifs réalistes, nous pouvons traverser les montagnes russes émotionnelles avec un peu plus de facilité.

Alors, que pouvons-nous faire face à tout cela ? Tout d'abord, reconnaissez que ces changements sont normaux. Il est normal de se sentir un peu déséquilibré. Ensuite, envisagez de demander de l'aide. Que ce soit en parlant à un thérapeute, en rejoignant un groupe de soutien ou simplement en discutant à cœur ouvert avec un ami de confiance, partager vos expériences peut alléger la charge. Enfin, n'oubliez pas qu'il s'agit d'une phase, pas d'un état permanent. Saisissez l'occasion de grandir émotionnellement, de devenir plus à l'écoute de vous-même et de ceux qui vous entourent. La cinquantaine peut nous poser quelques défis, mais elle offre également une chance d'évoluer vers une version plus sage et plus empathique de nous-mêmes.

1.3 | Mythes et idées fausses courantes

Soyons clairs : la crise de la quarantaine n'est pas une sombre prophétie écrite par l'univers pour nous hanter. Les mythes populaires suggèrent que c'est une période où les hommes déraillent soudainement, achètent des voitures tape-à-l'œil ou disparaissent dans des aventures spontanées. Mais la réalité est bien moins dramatique. Bien sûr, certains hommes peuvent se permettre de dépenser une fortune pour une voiture de sport, mais ce n'est pas une condition préalable. Le mythe du déclin et du désespoir inévitables dépeint la quarantaine comme une pente descendante, mais ce n'est tout simplement pas vrai. Des études montrent que tous les hommes ne traversent pas une crise. L'idée selon laquelle la quarantaine est toujours synonyme de chaos est plus une fiction qu'une réalité. Si certains peuvent ressentir un changement, beaucoup traversent ces années avec grâce, humour et peut-être un peu de grogne. Il est essentiel de séparer ces mythes de la réalité, afin de pouvoir aborder cette phase avec un état d'esprit équilibré.

L'idée selon laquelle la cinquantaine est une période d'impulsivité prévisible est une autre idée fausse. Les films et les séries télévisées adorent dramatiser cette période, dépeignant souvent les hommes comme soudainement imprudents ou irresponsables. Mais en réalité, les décisions impulsives ne font pas toujours partie du package. Ces représentations créent une stigmatisation et une pression inutiles. Elles peuvent donner aux hommes le sentiment d'être en échec s'ils ne se conforment pas à cette version hollywoodienne de la crise de la cinquantaine. En réalité, de nombreux hommes profitent de cette période pour réévaluer et faire des changements réfléchis, plutôt que des changements irréfléchis. Il est important de se rappeler que nos vies ne sont pas des drames scénarisés ; elles sont nuancées et personnelles. Donc, si vous n'êtes pas en train de prendre des décisions qui changent votre vie, ne vous inquiétez pas. Vous ne manquez pas un rite de passage.

Le discours de la société sur la crise de la quarantaine est fortement influencé par les représentations culturelles et médiatiques. Des sitcoms aux films, nous sommes constamment gavés de chaos de la quarantaine. Ces récits peuvent façonner nos attentes et même nos expériences. Ils exagèrent souvent les bouleversements, les faisant paraître comme une vérité universelle. Mais tout le monde ne correspond pas à ce modèle. La pression de se conformer à ces stéréotypes peut entraîner un stress inutile. Il est temps de remettre en question ces récits culturels et d'accepter nos propres histoires. Chacun d'entre nous vit la quarantaine différemment, et cette diversité doit être célébrée. En remettant en question la représentation des médias, nous pouvons redéfinir ce que signifie la quarantaine pour nous personnellement, sans les contraintes des attentes sociétales.

Une perspective plus équilibrée révèle que la cinquantaine n'est pas la fin de la vie, mais une nouvelle phase avec ses propres opportunités. C'est l'occasion de réfléchir, de faire une pause et de considérer ce qui compte vraiment. De nombreux hommes trouvent un nouveau but pendant cette période, se découvrant des passions dont ils ignoraient l'existence. Prenez par exemple l'homme qui a échangé son emploi en entreprise contre une vie de voyage et d'écriture, ou l'homme qui a pris une guitare et formé un groupe. Ces histoires montrent que la cinquantaine peut être une période d'épanouissement, pas seulement de survie. Les témoignages d'hommes qui ont accueilli ces années avec enthousiasme apportent un contre-récit rafraîchissant à la morosité et à la fatalité. Ils nous rappellent que la cinquantaine est ce que nous en faisons, et non ce que les autres nous disent qu'elle devrait être.

1.4 | Crise d'identité : redéfinir qui vous êtes

En tant qu'hommes, nous nous définissons souvent par les rôles que nous jouons. Qu'il s'agisse d'être un professionnel dévoué, un partenaire solidaire ou l'homme qui sait tout réparer dans la maison, nos identités sont liées à ces étiquettes. Mais que se passe-t-il lorsque les rôles changent ou disparaissent ? Lorsque la retraite approche, que les enfants partent à l'université ou que vous avez gravi les échelons de votre carrière pour découvrir que le résultat n'est pas celui que vous attendiez ? Soudain, vous vous retrouvez devant le miroir, sans vraiment savoir qui vous regarde en arrière. C'est comme se réveiller un jour et découvrir que votre chemise préférée ne vous va pas. C'est là que la crise d'identité de la quarantaine fait son entrée, non sollicitée mais impossible à ignorer.

Il devient alors inévitable de réévaluer ses objectifs de vie et ses réalisations. On commence à s'interroger sur le chemin que l'on a emprunté. Est-ce que l'on a gravi la bonne montagne ou est-ce que c'est une série de collines qui ne mènent nulle part ? Ces questions peuvent déclencher un changement de valeurs et de priorités personnelles. Peut-être que ce qui comptait dans la vingtaine ou la trentaine n'a plus le même poids aujourd'hui. On peut commencer à valoriser le temps plus que l'argent, les expériences plus que les biens matériels ou les relations plus que les récompenses professionnelles. Cette réévaluation ne concerne pas seulement ce que l'on a fait, mais aussi ce que l'on veut encore faire. C'est l'occasion de se demander : « De quoi est-ce que je veux me souvenir et dont je veux être fier ? »

Cette période peut affecter profondément notre estime de soi et notre valeur personnelle. Dans les milieux professionnels, où la jeunesse semble souvent synonyme d'innovation, il est facile de se sentir obsolète. On peut se demander si nos contributions comptent toujours ou si l'on a été mis à l'écart au profit de nouveaux visages. Ces sentiments peuvent entraîner une baisse de confiance, nous poussant à nous interroger sur notre place dans un monde qui semble évoluer plus vite qu'avant. Pourtant, il est important de se rappeler que l'expérience compte pour quelque chose. Votre sagesse, affinée au fil des décennies, est inestimable et peut nous guider dans les périodes d'incertitude.

Pour redéfinir votre identité et votre objectif, pensez à quelques exercices pratiques. Commencez par des questions de journal intime qui encouragent l'introspection : quelles activités vous font perdre la notion du temps ? Quand vous sentez-vous le plus vivant ? Quel héritage souhaitez-vous laisser ? Ces questions peuvent vous aider à décortiquer les choses pour révéler ce qui compte vraiment. Participez à des ateliers de définition d'objectifs, que ce soit par le biais de livres, de cours en ligne ou de groupes communautaires. La définition de nouveaux objectifs peut offrir une feuille de route pour l'avenir, vous aidant à avancer avec intention et clarté.

Parlons de réussite. De nombreux hommes ont su traverser avec succès des crises d'identité et les transformer en opportunités de croissance. Pensez à cet homme qui a passé des décennies dans une entreprise pour ensuite changer de cap et se consacrer à sa passion pour la peinture. Il a troqué les réunions du conseil d'administration contre des coups de pinceau et a trouvé l'épanouissement dans un monde qui lui semblait autrefois étranger. Ou pensez à cet homme qui, après des années dans la finance, s'est lancé dans l'enseignement, partageant ses connaissances avec une nouvelle génération. Ces transformations ne se limitent pas à des changements de carrière, mais à une adaptation de son travail à ses valeurs et à ses passions.

En fin de compte, redéfinir votre identité, c'est accepter le changement et vous accorder la grâce d'évoluer. C'est comprendre qu'il n'est jamais trop tard pour réécrire votre histoire. Ce chapitre de la vie consiste moins à trouver un nouveau vous qu'à découvrir le vrai vous, celui qui a peut-être attendu depuis toujours le bon moment pour entrer dans la lumière.

1.5 | Reconnaître les signes d'une transition vers la quarantaine

Nous voici donc au bord du précipice de la cinquantaine, et cela ressemble un peu à la première descente dans des montagnes russes. Vous n'êtes pas tout à fait sûr d'être prêt pour le voyage, mais il n'y a plus de retour en arrière possible. En vous attachant, vous remarquerez peut-être que certaines choses commencent à changer. Peut-être êtes-vous un peu plus irritable que d'habitude, vous vous en prenez au chien parce qu'il est simplement un chien ou vous vous plaignez du niveau de bruit au café du coin. Ce n'est pas seulement vous ; c'est un signe courant de cette étape. Les sautes d'humeur peuvent surgir de nulle part, transformant une matinée calme en tempête à l'heure du déjeuner. C'est comme si vos émotions avaient décidé d'organiser une fête et que tout le monde était invité, que cela vous plaise ou non.

Ensuite, il y a cette étrange envie de changement que vous n'arrivez pas à satisfaire. Peut-être que vous rêvez de quitter votre emploi, de déménager dans une ville balnéaire ou d'apprendre enfin à jouer du saxophone. Ce désir de changements radicaux dans votre vie est assez typique. C'est presque comme si votre enfant intérieur voulait sortir et jouer, vous poussant à secouer les choses et à vous libérer de la monotonie. Ces sentiments sont la façon dont votre esprit vous dit : « Hé, il y a plus dans la vie, explorons-les ! »

Mais comment savoir si vous êtes en pleine transition de mi-vie ? L'auto-évaluation peut être votre boussole de confiance. Pensez à utiliser un questionnaire pour évaluer votre situation. Les questions peuvent inclure : Vous sentez-vous agité ou bloqué ? Êtes-vous moins satisfait de vos réalisations qu'auparavant ? Avez- vous développé de nouveaux intérêts ou envies de changement ? En répondant honnêtement à ces questions, vous obtenez une image plus claire de votre état actuel. C'est comme vérifier le tableau de bord de votre voiture avant un long voyage pour vous assurer que tout fonctionne bien.

Le timing est primordial, dit-on, et il en va de même pour ces transitions. Tout le monde ne vit pas les changements de la cinquantaine au même moment. Votre voisin peut vivre les siens à 40 ans, alors que vous vous retrouvez aux prises avec ce problème à 55 ans. Les étapes personnelles et professionnelles jouent un rôle important. Peut-être que ce sont les enfants qui partent à l'université ou un anniversaire de travail important qui déclenchent ces sentiments. L'intensité peut également varier, influencée par des événements de la vie comme un divorce, un changement de carrière ou des problèmes de santé. Comprendre cela peut vous aider à être plus indulgent envers vous-même, en reconnaissant qu'il n'y a pas de bon ou de mauvais moment pour ressentir cela.

Reconnaître ces signes tôt peut changer la donne. Être conscient de ce qui se passe vous permet de gérer la transition plus efficacement. Des stratégies d'intervention précoce en matière de santé mentale, comme parler à un thérapeute ou rejoindre un groupe de soutien, peuvent vous fournir les conseils dont vous avez besoin. Il s'agit d'attraper la vague avant qu'elle ne s'écrase, de vous donner le temps d'ajuster votre équilibre et de la surfer en toute confiance. Vous n'avez pas à naviguer seul dans ces eaux; il existe des ressources et des personnes prêtes à vous aider à diriger le navire.

Il est important de se rappeler que ces signes ne sont pas des événements aléatoires. Ce sont des signaux de votre esprit et de votre corps qui vous incitent à y prêter attention. En restant attentif à ces indicateurs, vous prenez le contrôle du récit et le guidez dans la direction qui vous convient. Vous n'êtes pas seulement un passager sur ces montagnes russes ; vous avez les mains aux commandes. Et avec un peu de conscience et une pincée de courage, vous pouvez tirer le meilleur parti de cette aventure palpitante, bien que parfois intimidante.

1.6 | Accepter le changement : considérer la cinquantaine comme une opportunité

Soyons réalistes, le changement est comme ce membre de la famille qui débarque toujours sans prévenir. Il peut être agaçant, mais il peut aussi apporter des cadeaux inattendus si vous êtes prêt à ouvrir la porte. La cinquantaine n'est pas différente. C'est une période où le changement est non seulement inévitable, mais peut être carrément excitant si vous le laissez faire. Cette phase peut être une période de croissance, comme une seconde adolescence, mais avec moins de boutons et plus de sagesse. C'est l'occasion de se réinventer, d'essayer de nouvelles choses et de voir ce qui vous convient le mieux sans vous soucier de ce que les autres pensent. Qu'il s'agisse de poursuivre une passion depuis longtemps oubliée ou d'apprendre quelque chose de nouveau, les possibilités sont aussi infinies que le nombre de blagues de papa auxquelles vous pouvez penser.

Les avantages du changement sont nombreux. Considérez-le comme une opportunité de faire un pas de plus vers la vie. Développer de nouvelles compétences et de nouveaux passe-temps permet non seulement de garder l'esprit vif, mais aussi d'ajouter une touche de couleur au quotidien. Peut-être avez-vous toujours voulu apprendre l'italien ou vous essayer à la poterie. C'est le moment. Ces nouvelles activités peuvent conduire à des relations personnelles plus profondes, car elles vous mettent souvent en contact avec des personnes qui partagent vos centres d'intérêt. C'est comme rejoindre un club secret où tout le monde a la même mission : tirer le meilleur parti de cette étape merveilleusement imprévisible de la vie. De plus, n'oublions pas le regain de confiance que procure la maîtrise de quelque chose de nouveau. C'est comme redevenir un enfant, découvrant le monde avec des yeux émerveillés.

Pour vous donner un peu d'inspiration, parlons de certaines personnes qui ont su tirer parti de leur cinquantaine. Prenons l'exemple du colonel Sanders, qui a fondé KFC à 60 ans. Ou de Vera Wang, qui a fait ses débuts dans l'industrie de la mode à 40 ans et est devenue une personnalité incontournable. Ces success stories nous rappellent qu'il n'est jamais trop tard pour changer les choses. Le changement n'est pas toujours effrayant ; il est parfois le coup de pouce dont nous avons besoin pour trouver notre véritable vocation.

Maintenant, comment accepter le changement sans avoir l'impression de sauter dans le grand bain sans bouée ? Commencez par développer un état d'esprit flexible. Considérez la vie comme une série d'expériences. Tout ne fonctionnera pas comme prévu, et c'est tout à fait normal. Fixez-vous des objectifs personnels réalisables qui correspondent à vos nouveaux intérêts et aspirations. Au lieu de vous encombrer d'une liste plus longue que votre bras, concentrez-vous sur quelques domaines clés qui vous passionnent. Considérez ces objectifs comme des tremplins, vous guidant vers un avenir à la fois épanouissant et authentique.

Il est temps de considérer la quarantaine non pas comme une crise, mais comme une opportunité. Une opportunité de redéfinir qui vous êtes et ce qui est important pour vous. C'est votre chance de mettre à profit les leçons de vie que vous avez apprises et de les utiliser pour tracer un chemin qui vous ressemble. Le meilleur dans tout ça ? C'est vous qui décidez de ce chemin. Alors, lorsque vous vous trouvez à ce carrefour, n'oubliez pas que le changement n'est pas quelque chose à craindre, mais quelque chose à accueillir à bras ouverts. Vous pouvez le faire, et qui sait ? Les meilleures années sont peut-être devant vous.

CHAPITRE 2
La santé et le bien-être redéfinis

Laissez-moi vous peindre une image. Je suis assise à ma table de cuisine, contemplant un bol de chou frisé comme un artefact ancien qui renferme les secrets de l'univers. Mon fils adolescent entre, et me regarde comme si je venais de faire pousser une deuxième tête. « Qu'est-ce qu'il y a avec la nourriture pour lapin, papa ? » demande-t-il, en attrapant un sac de chips à la place. C'est une scène typique de ma maison, mais elle m'a fait réfléchir à la façon dont nos choix alimentaires évoluent au milieu de la vie. Notre corps n'est plus aussi indulgent qu'avant, et la nourriture que nous mangeons peut faire toute la différence.

2.1 | Nutrition pour l'homme d'âge moyen

À partir de 40 ans, les besoins nutritionnels de notre corps commencent à changer, ce qui nous oblige à adopter une approche différente de ce que nous mettons dans nos assiettes. Considérez cela comme une mise à niveau de votre régime alimentaire vers le dernier modèle, où l'accent est mis sur l'énergie et la vitalité plutôt que sur le volume. Les protéines sont devenues un élément clé de ce nouveau paysage alimentaire. Elles sont votre meilleur allié pour maintenir la masse musculaire, qui, soyons honnêtes, est moins robuste qu'elle ne l'était autrefois. Les sources maigres comme la volaille sans peau, le poisson et les légumineuses peuvent aider à empêcher ces muscles de flotter le drapeau blanc. Et pendant que nous y sommes, ne sous-estimez pas le pouvoir des fibres pour garder votre système digestif plus fluide que votre voiture classique préférée. Les légumes non féculents comme le brocoli et les épinards sont faibles en calories mais regorgent de nutriments essentiels, agissant comme un balai qui balaie vos intestins.

Les changements alimentaires sont indispensables au fil des années. Réduire la consommation de sodium est essentiel pour la santé cardiaque, alors laissez tomber la salière et les viandes transformées. Au lieu de cela, optez pour des aliments riches en antioxydants, comme les baies et les noix, comme de petits gardes du corps luttant contre les méchants qui essaient de vous faire vieillir prématurément. Votre cœur et votre tour de taille vous remercieront. Et voici un conseil : l'huile d'olive ne sert pas seulement à arroser les salades ; elle est pleine de graisses saines qui peuvent faire chanter votre cœur.

Parlons maintenant des éléments nutritifs essentiels. La vitamine D et le calcium forment un duo dynamique pour maintenir la santé des os. Avec l'âge, les os peuvent devenir aussi fragiles qu'un château de cartes. Il est donc essentiel de les garder solides. L'incorporation de produits laitiers ou d'alternatives végétales peut y contribuer. Les acides gras oméga-3, présents dans le poisson et certaines noix, sont les meilleurs amis des fonctions cérébrales, permettant à ces neurones de fonctionner à plein régime. Qui ne voudrait pas garder son cerveau aussi vif que son esprit ?

Planifier ses repas ne doit pas être une corvée. Commencez par préparer des repas équilibrés qui répondent à toutes les attentes nutritionnelles. Imaginez une assiette avec du poulet grillé, du quinoa, un mélange de légumes colorés et une cuillerée de guacamole. Non seulement cela a l'air appétissant, mais cela couvre également vos besoins en protéines et en graisses saines. Pour les journées chargées où le travail et la vie demandent votre attention, la préparation des repas peut être une bouée de sauvetage. Pensez à préparer des flocons d'avoine avec des baies et des noix pour un petit-déjeuner rapide et nutritif prêt à l'emploi. Et n'oubliez pas que la variété est le piment de la vie. Essayez de nouvelles recettes en incorporant différents ingrédients pour garder les choses passionnantes et stimuler vos papilles gustatives.

Liste de contrôle pour la planification des repas

Pour vous aider à vous habituer à cette nouvelle façon de manger, voici une simple liste de contrôle pour guider votre planification des repas hebdomadaires :

- Protéines maigres : Volaille sans peau, poisson, légumineuses
- Céréales complètes : quinoa, riz brun, pâtes de blé entier
- Fruits et légumes : baies, légumes non féculents, avocats
- Graisses saines : huile d'olive, noix, graines
- Produits laitiers ou substituts : yaourt grec, lait d'amande pour le calcium

N'oubliez pas que l'objectif n'est pas de modifier votre régime alimentaire du jour au lendemain, mais d'apporter des changements progressifs qui favorisent votre santé à long terme. De petits ajustements peuvent conduire à des résultats significatifs et, avant même de vous en rendre compte, vous vous sentirez comme une version plus jeune de vous-même, avec juste un peu plus de sagesse et un œil avisé pour le chou frisé.

2.2 | Routines d'exercices pour booster la vitalité

Imaginez la situation : vous venez de terminer votre café du matin et au lieu de vous affaler dans votre fauteuil préféré, vous décidez d'enfiler vos baskets. Au programme ? Un peu d'exercice physique à l'ancienne. Mais attendez, il ne s'agit pas de séances de gym épuisantes ni de se transformer en héros de films d'action. Nous parlons de routines d'exercices adaptées à ceux d'entre nous qui sont en milieu de vie. Tout d'abord, abordons le cardio à faible impact. Vos genoux vous remercieront. Pensez à la marche rapide, au vélo ou à la natation. Ces activités sont douces pour les articulations et font battre votre cœur à plein régime. De plus, rien n'est plus agréable que la sensation du vent dans vos cheveux lorsque vous passez à vélo devant le parc du quartier.

Une fois vos muscles échauffés, il est temps de penser à la musculation. Oui, aux poids. Avant de lever les yeux au ciel, écoutez-moi bien. Vous n'êtes pas obligé de soulever des poids comme si vous passiez une audition pour une compétition d'homme fort. Des exercices simples comme les squats, les fentes et les pompes peuvent faire des merveilles. Ils aident à préserver la masse musculaire qui, avouons-le, commence à diminuer avec l'âge. Intégrer la musculation à votre routine deux fois par semaine vous permettra de rester fort et de stimuler votre métabolisme. Vous constaterez que soulever cette valise ou atteindre cette étagère du haut devient un jeu d'enfant.

L'exercice régulier n'est pas seulement une question de bien-être physique. C'est aussi un tonique pour l'esprit. Croyez-moi, après une séance d'exercice, c'est comme si quelqu'un appuyait sur le bouton de réinitialisation de votre cerveau. Les bienfaits cardiovasculaires sont évidents : pression artérielle réduite, circulation améliorée et cœur qui ne rate pas un battement. Mais ce n'est pas tout. L'exercice est un anti-stress naturel. Il libère des endorphines, ces substances chimiques délicieuses qui améliorent votre humeur et aiguisent votre clarté mentale. Les jours où la vie semble se rapprocher, une séance d'entraînement rapide peut vous aider à dissiper le brouillard.

Pour que les choses restent intéressantes, la variété est essentielle. Varier les séances d'entraînement permet d'éviter l'ennui et de maintenir un niveau de motivation élevé. Avez-vous déjà essayé le yoga ? C'est fantastique pour la souplesse et l'équilibre. De plus, c'est un excellent moyen de se détendre après une journée mouvementée. D'un autre côté, l'entraînement par intervalles à haute intensité (HIIT) pourrait être votre truc si vous recherchez quelque chose de plus dynamique. De courtes périodes d'activité intense suivies de périodes de repos peuvent être étonnamment efficaces. C'est comme une dose d'adrénaline pour votre routine de remise en forme et ne nécessite pas de passer des heures à la salle de sport.

Mais soyons honnêtes. Parfois, la vie nous prend des risques et il peut être difficile de trouver du temps pour faire de l'exercice. C'est là qu'intervient la gestion du temps. Qu'il s'agisse d'une séance d'entraînement de 20 minutes avant le travail ou d'un jogging rapide pendant le déjeuner, il est possible d'intégrer l'exercice à votre emploi du temps avec un peu de planification. Définissez des rappels, préparez votre équipement d'entraînement la veille et considérez l'exercice comme n'importe quel autre rendez-vous. Et si la salle de sport n'est pas votre truc, envisagez de créer un espace d'entraînement à domicile. Un ensemble d'haltères, un tapis de yoga et une bande de résistance peuvent transformer un coin de votre salon en un havre de remise en forme.

Faire de l'exercice n'est pas forcément une corvée. Il s'agit de trouver ce que vous aimez et d'en faire une partie de votre routine. Qu'il s'agisse d'une promenade matinale avec votre chien ou d'une randonnée le week-end avec des amis, l'objectif est de continuer à bouger. Alors, enfilez vos baskets, sortez et profitez de la journée avec vigueur.

2.3 | Techniques de pleine conscience et de réduction du stress

Imaginez-vous assis dans votre fauteuil préféré, sirotant une tasse de café chaud et vous sentant complètement à l'aise. Cela semble agréable. Mais pour beaucoup d'entre nous, le stress peut s'immiscer, transformant ces moments de paix en un bras de fer mental. Entrez dans la pleine conscience, une pratique qui n'est pas réservée aux yogis et aux moines. C'est une approche pratique pour gérer le stress et améliorer la santé mentale, en particulier à l'approche de la cinquantaine. À la base, la pleine conscience consiste à être présent et à s'engager pleinement dans l'ici et maintenant. C'est comme appuyer sur le bouton pause du chaos, permettant à votre esprit de respirer. La méditation et la respiration profonde sont des acteurs essentiels dans ce jeu. Elles aident à calmer l'esprit, à réduire le stress et à apporter un sentiment de tranquillité souvent insaisissable dans nos vies trépidantes.

Maintenant, passons à l'action et parlons de la façon d'intégrer la pleine conscience dans votre routine quotidienne sans avoir l'impression d'être dans un havre de bien-être. Commencez par une simple méditation guidée. Trouvez un endroit calme, asseyez-vous confortablement et fermez les yeux. Concentrez-vous sur votre respiration, en inspirant doucement par le nez et en expirant par la bouche. Imaginez chaque respiration comme une vague, éliminant les tensions tandis que vous vous détendez plus profondément à chaque expiration. Si votre esprit commence à vagabonder, ramenez votre attention sur le rythme de votre respiration. Quelques minutes par jour peuvent faire une différence notable. Et si rester assis n'est pas votre truc, essayez la marche consciente. Sortez et, pendant que vous marchez, faites attention à la sensation de vos pieds touchant le sol. Remarquez les sons qui vous entourent, le bruissement des feuilles, le bourdonnement lointain de la circulation. Marcher en pleine conscience peut transformer une simple promenade en une évasion paisible du stress quotidien.

Pour réduire le stress, la variété est le piment de la vie. Une technique efficace est la relaxation musculaire progressive, qui consiste à tendre et à relâcher lentement chaque groupe musculaire. Commencez par les orteils, remontez jusqu'à la tête et sentez la tension fondre comme du beurre sur une poêle chaude. Tenir un journal est un autre outil puissant. C'est comme converser avec vous-même, où vous pouvez exprimer vos pensées, vos soucis et vos rêves. Parfois, le simple fait d'écrire des choses sur papier peut apporter clarté et libération émotionnelle, libérant ainsi de l'espace mental pour des pensées plus positives.

La pleine conscience ne se résume pas à la paix mentale. La connexion corps-esprit est une voie à double sens. La pratique de la pleine conscience peut également avoir des effets bénéfiques tangibles sur votre santé physique. Considérez-la comme un remède naturel pour réduire la tension artérielle. Lorsque vous pratiquez des techniques de relaxation comme la respiration profonde, vous activez le système nerveux parasympathique, favorisant ainsi le calme. Cela peut réduire l'inflammation induite par le stress, ce qui est bénéfique pour votre cœur et votre bien-être général. C'est comme si vous offriez à votre corps des mini-vacances loin de l'agitation de la vie moderne.

Exercice de réflexion : Inventaire du stress

Prenez un moment pour réfléchir aux sources de stress dans votre vie. Pensez à les écrire, puis identifiez celles que vous pouvez contrôler et celles que vous ne pouvez pas contrôler. Pour celles que vous pouvez influencer, notez quelques mesures concrètes que vous pourriez prendre pour les gérer. Pour celles que vous ne pouvez pas contrôler, réfléchissez à des moyens de modifier votre réaction ou votre perception, en utilisant des techniques de pleine conscience pour atténuer leur impact.

En intégrant ces techniques à votre routine, vous pouvez créer une barrière contre le stress de la vie quotidienne. Il ne s'agit pas d'éliminer complètement le stress – ce qui est une tâche difficile pour tout le monde – mais de le gérer pour vous permettre de vivre plus pleinement et avec plus de paix. Alors, la prochaine fois que vous vous sentez dépassé, prenez un moment, respirez profondément et rappelez-vous que vous avez les outils pour traverser la tempête.

2.4 | Le sommeil et son impact sur le vieillissement

Vous savez, il y a une raison pour laquelle le sommeil est souvent appelé la nourrice de la nature. Il fait des merveilles pour le corps, surtout lorsque nous commençons à accumuler de plus en plus d'anniversaires. Un sommeil de qualité est comme l'élixir magique pour vieillir en bonne santé. C'est ce moment crucial où votre corps appuie sur le bouton de rafraîchissement, répare les muscles, consolide les souvenirs et même renforce votre système immunitaire. Lésiner sur le sommeil ne signifie pas seulement se sentir groggy le lendemain. Cela peut perturber vos fonctions cognitives, vous donnant l'impression d'avoir égaré vos clés mentales. Considérez votre cerveau comme un ordinateur : sans arrêts appropriés, il commence à fonctionner plus lentement et les fichiers se perdent. Une bonne nuit de sommeil aide à garder le cerveau vif et prêt à affronter tout ce que la vie vous réserve.

À mesure que nous avançons vers le milieu de notre vie, le sommeil devient difficile à trouver. L'insomnie décide de nous rendre visite plus souvent que nous le souhaiterions, et n'oublions pas l'apnée du sommeil. Cet invité indésirable ronfle comme un train de marchandises. Avec l'insomnie, c'est d'abord la lutte pour s'endormir, rester endormi ou se réveiller trop tôt et ne pas pouvoir se rendormir. C'est pour le moins frustrant. L'apnée du sommeil, en revanche, est une condition dans laquelle votre respiration démarre et s'arrête à plusieurs reprises pendant le sommeil, vous obligeant parfois à vous réveiller en manque d'air. Ces interruptions peuvent vous faire vous réveiller avec la sensation d'être moins reposé qu'une feuille de laitue fanée. Et ne parlons même pas de la symphonie du ronflement qui peut perturber votre sommeil et toute personne à portée de voix.

Améliorer la qualité de votre sommeil peut être une refonte partielle de votre vie. Commencez par établir un horaire de sommeil régulier. Couchez-vous et réveillez-vous simultanément tous les jours, même le week-end. C'est comme entraîner l'horloge interne de votre corps, en la gardant prévisible et régulière. Créer une routine du coucher peut également faire des merveilles. Considérez-la comme un moment de détente : un bain chaud, un bon livre ou une musique apaisante. Cela signale à votre corps qu'il est temps de se détendre et de se préparer à dormir. Faites de votre chambre un sanctuaire pour le repos. Des rideaux occultants, une literie confortable et une température ambiante fraîche peuvent transformer votre environnement de sommeil en un havre de paix. Et évitez peut-être la caféine et les repas copieux à l'approche de l'heure du coucher. Ils sont comme cet ami qui dépasse son accueil.

Parlons des conséquences d'un mauvais sommeil, qui peuvent être lourdes de conséquences. Lorsque vous ne dormez pas suffisamment, cela ne vous rend pas seulement irritable, mais peut également avoir un impact sur votre santé. Le manque chronique de sommeil est associé à un risque accru de diverses maladies comme les maladies cardiaques, le diabète et l'obésité. C'est comme inviter ces maladies chroniques à une soirée pyjama sans même le savoir. Le manque de sommeil peut également affecter votre santé mentale, augmentant le risque de dépression et d'anxiété. C'est un cercle vicieux : le stress et les problèmes de santé mentale peuvent entraîner des problèmes de sommeil, et les problèmes de sommeil peuvent aggraver le stress et les problèmes de santé mentale. Votre corps et votre esprit ont besoin de ce temps d'arrêt pour récupérer et se préparer pour le lendemain.

Lorsque vous posez votre tête sur l'oreiller le soir, n'oubliez pas que vous ne vous contentez pas de vous détendre après une longue journée. Vous permettez à votre corps de se régénérer et de se préparer à ce qui va arriver. Le sommeil est bien plus qu'une simple routine nocturne ; il est essentiel pour rester en bonne santé et alerte en vieillissant. Assurez-vous donc de lui accorder la priorité qu'il mérite.

2.5 | Comprendre les problèmes de santé à l'âge mûr

À l'approche de la cinquantaine, notre corps commence à nous faire de petits caprices. Certains d'entre eux sont liés à des problèmes de santé qui surgissent comme un chat qui regarde un plat de poisson sans surveillance. L'un des problèmes les plus courants est l'hypertension artérielle, qui peut surgir furtivement sans aucun symptôme flagrant. Si elle n'est pas contrôlée, elle agit comme un saboteur silencieux, augmentant le risque de maladies cardiovasculaires plus graves. Ces maladies peuvent surgir furtivement comme une fête surprise que vous n'avez pas demandée, affectant votre santé cardiaque et votre bien-être général. Il y a aussi la question de la santé de la prostate, un sujet qui est souvent balayé sous le tapis. À mesure que les hommes vieillissent, la prostate peut devenir aussi embêtante qu'un enfant en bas âge sous l'effet d'une surdose de sucre, entraînant des problèmes de miction et, dans certains cas, des maladies plus graves comme le cancer de la prostate.

Il est essentiel de reconnaître les premiers signes de ces problèmes de santé pour tenir les loups à distance. Par exemple, le diabète ne s'annonce pas toujours par un grand panneau lumineux. Au lieu de cela, il peut se manifester par des symptômes subtils comme une soif accrue, des mictions fréquentes ou une perte de poids inexpliquée. La connaissance de ces signes avant-coureurs peut faire la différence entre détecter un problème tôt et le laisser se développer et devenir quelque chose de plus redoutable. Un dépistage régulier est votre allié dans ce combat. C'est comme demander à un mécanicien de confiance de vérifier sous le capot avant un long voyage en voiture. Cela signifie rester au courant de choses comme le taux de cholestérol, la tension artérielle et les tests PSA (antigène prostatique spécifique) pour les hommes. Il ne s'agit pas d'être paranoïaque mais d'être proactif, de veiller à ce que le moteur tourne sans problème.

Parlons maintenant des choix de vie. Ce sont des choix mineurs qui peuvent avoir un impact important au fil du temps, comme choisir entre une salade et un double cheeseburger. Le tabagisme et la consommation excessive d'alcool sont deux coupables qui peuvent transformer une vie simple en une vie compliquée. Fumer, par exemple, revient à nourrir votre corps avec un régime constant de poison, affectant tout, des poumons à votre cœur. L'alcool, bien qu'appréciable avec modération, peut devenir une pente glissante, contribuant aux maladies du foie et à d'autres problèmes de santé. Ces choix de vie peuvent être comparés au fait de porter des chaussures trop petites. Ils peuvent être supportables au début, mais ils causent plus de mal que de bien au fil du temps.

En gardant ces écueils potentiels à l'esprit, prendre en charge votre santé devient plus qu'une option, c'est une nécessité. Les examens et les dépistages réguliers ne sont pas réservés aux hypocondriaques. Ils constituent un plan d'action pour les hommes intelligents, un moyen de détecter les problèmes avant qu'ils ne deviennent des problèmes. Considérez-les comme une planification d'une mise au point annuelle de votre corps. Ces examens physiques annuels vous permettent de vous asseoir avec votre médecin, de discuter de vos préoccupations et de faire des tests essentiels. C'est aussi l'occasion de passer en revue vos antécédents médicaux familiaux et de prendre des décisions éclairées concernant les dépistages en fonction de vos facteurs de risque. Ignorer ces examens, c'est comme négliger le voyant d'huile clignotant sur le tableau de bord de votre voiture. Tôt ou tard, quelque chose va lâcher, et il vaut mieux y remédier avant que la situation ne devienne incontrôlable.

2.6 | Mesures préventives pour le bien-être à long terme

Imaginez votre corps comme une voiture classique. Une voiture qui vous accompagne dans les bons comme dans les mauvais moments. Elle est fiable, mais nécessite un entretien régulier pour rouler sur les routes de la vie. C'est là que les mesures préventives entrent en jeu. Elles agissent comme ces mises au point régulières qui assurent le bon fonctionnement de tout. Les examens de santé réguliers sont comme la vérification de l'huile et des freins. Ils peuvent ne pas sembler passionnants, mais ils peuvent détecter les problèmes avant qu'ils ne deviennent des obstacles. Ces examens permettent de surveiller la tension artérielle, le taux de cholestérol et d'autres indicateurs clés qui peuvent indiquer des problèmes potentiels à long terme. Par exemple, vous ne sauteriez pas un entretien de voiture, alors ne sautez pas ces examens. Ils sont votre première ligne de défense pour détecter tout ce qui est inhabituel.

La prévention ne se limite pas aux visites chez le médecin. Elle concerne aussi les choix que vous faites au quotidien. Commençons par l'alimentation. Pour intégrer des aliments bons pour le cœur à votre régime alimentaire, il suffit de remplacer un sac de chips par une poignée de noix ou d'ajouter une portion supplémentaire de légumes verts à feuilles à votre dîner. Ces petits changements peuvent avoir un impact considérable sur la santé de votre cœur et réduire le risque de maladie cardiaque. Reste ensuite l'importance de rester actif. Une activité physique régulière permet de faire tourner votre moteur en douceur. Que ce soit un jogging matinal, une balade à vélo en soirée ou une simple promenade avec votre chien, rester actif permet de garder tout sous contrôle. Il ne s'agit pas de courir des marathons, mais de faire bouger le corps et de faire circuler le sang.

Les vaccins ne sont peut-être pas un sujet de conversation quotidien, mais ils jouent un rôle crucial dans la prévention des maladies. En vieillissant, notre système immunitaire a besoin d'un coup de pouce supplémentaire, comme l'ajout d'une couche protectrice sur la peinture de votre voiture. Les vaccins peuvent y contribuer, en offrant une protection contre des maladies qui peuvent être plus graves à un âge avancé. Pour les hommes de plus de 50 ans, les vaccins comme le vaccin contre la grippe et le vaccin contre le zona deviennent des considérations essentielles. Ils sont comme des boucliers contre les menaces invisibles, vous aidant à rester en bonne santé et à éviter les détours inutiles chez le médecin.

Les changements de style de vie peuvent sembler intimidants, mais ils sont souvent la clé pour améliorer la longévité et la qualité de vie. Prenez le tabagisme, par exemple. C'est comme avoir un nuage de pollution permanent au-dessus de votre tête. Arrêter de fumer est l'une des meilleures choses que vous puissiez faire pour votre santé, purifier l'air et permettre à votre corps de respirer plus facilement. Des programmes et des ressources sont disponibles pour vous aider à arrêter de fumer, en vous offrant un soutien à chaque étape du processus. La gestion du stress est une autre pierre angulaire des soins préventifs. Le stress est ce conducteur arrière embêtant, toujours là, qui vous harcèle constamment. Des ateliers et des cours peuvent vous apprendre à gérer efficacement le stress, transformant ce conducteur arrière en un compagnon calme.

Au début, l'intégration de ces mesures préventives dans votre vie peut sembler difficile, comme démonter et remonter une voiture. Mais en réalité, il s'agit d'apporter de petits changements gérables qui s'accumulent au fil du temps. Il s'agit de veiller à ce que votre corps, comme cette voiture de collection, continue de fonctionner sans problème et efficacement. Alors que nous terminons ce chapitre, n'oubliez pas que prendre soin de vous maintenant ouvre la voie à un avenir plus sain. Avec des mesures préventives appropriées, vous ne faites pas que prendre soin de votre corps, mais vous améliorez votre vie.

Et avec cela, passons à la vitesse supérieure et explorons les relations qui nous permettent de traverser les routes sinueuses de la vie. Après tout, aucun homme n'est une île, et les liens que nous entretenons peuvent être tout aussi essentiels à notre bien-être que la nourriture que nous mangeons et l'exercice que nous faisons.

CHAPITRE 3
Naviguer dans la dynamique des relations

Imaginez la situation : vous êtes assis en face de votre partenaire à table, et l'air est chargé de non-dits. Ce n'est pas que vous ne voulez pas parler, mais d'une certaine manière, les mots ne sortent pas comme il faut. Peut-être avez-vous déjà vécu cette situation, où chaque mot vous semble être une mine potentielle. Vous y êtes déjà allé ? Oui, moi aussi. C'est là qu'entre en jeu la communication, une compétence aussi cruciale que de savoir quand se retenir et quand se coucher. Elle peut faire la différence entre une soirée paisible et un combat verbal acharné. La communication est le pont qui relie, la colle qui maintient tout ensemble. Pourtant, nous avons souvent l'impression de parler deux langues différentes. Décomposons cela et abordons ces barrières courantes qui peuvent nous faire trébucher.

3.1 | Communiquer avec votre partenaire

Commençons par un petit exercice d'écoute active. Imaginez les paroles de votre partenaire comme une balle dans un jeu de lancer. L'essentiel est de l'attraper, pas de la perdre. Cela signifie lui accorder toute votre attention, hocher la tête et répéter ce que vous avez entendu. Il s'agit de lui donner le sentiment d'être entendu, pas seulement écouté. Lorsque votre partenaire vous raconte sa journée stressante, résistez à l'envie de lui proposer immédiatement des solutions. Essayez plutôt de dire : « Cela semble difficile. Comment puis-je vous aider ? » Ce simple acte de validation peut faire des merveilles.

Maintenant, parlons du pouvoir des phrases à la première personne. Ces outils astucieux vous aident à exprimer vos sentiments sans que votre partenaire se sente attaqué. Au lieu de dire « Tu ne m'écoutes jamais », essayez plutôt « Je ne me sens pas entendu quand on m'interrompt ». Il s'agit moins de blâmer quelqu'un que de partager votre point de vue. Ce léger changement peut désamorcer la tension plus rapidement que vous ne pouvez dire « offre de paix ».

Bien sûr, la communication peut être un véritable défi. Les mauvaises interprétations peuvent transformer une simple conversation en une dispute à part entière plus vite qu'un éternuement dans un ascenseur bondé. Vous avez peut-être déjà vécu cela : vous dites une chose, votre partenaire en entend une autre et soudain, vous vous retrouvez dans un débat sur ce qui a été dit. C'est comme jouer au téléphone, sauf que ce sont les sentiments qui sont en jeu. Des facteurs de stress externes, comme une mauvaise journée au travail ou un retard dans le train, peuvent s'infiltrer dans vos conversations et attiser le feu. La clé est de dissocier ces facteurs externes de vos interactions. Reconnaissez-les, mais évitez qu'ils dictent le ton de votre dialogue.

Avoir des stratégies de résolution de conflit à portée de main est inestimable lorsque des désaccords surgissent – et ils surviendront. Commencez par établir des règles de base pour les discussions. Convenez que les cris ne sont pas de mise et discutez d'un problème à la fois. Considérez-le comme un ring de boxe avec des limites, où chaque round est ciblé et équitable. En gardant la conversation sur la bonne voie, vous évitez le piège de ressasser les griefs du passé.

Des réunions régulières peuvent être votre arme secrète pour maintenir l'harmonie. Prévoyez des réunions hebdomadaires pour discuter de vos préoccupations, de vos projets ou de ce que vous ressentez. Il ne s'agit pas de réunions formelles, mais de conversations informelles autour d'un café ou lors d'une promenade. Il s'agit de garder les lignes de communication ouvertes, comme une machine bien huilée, en veillant à ce que les problèmes mineurs ne se transforment pas en problèmes majeurs.

Exercice de réflexion : bilan hebdomadaire de la communication

Prévoyez un moment hebdomadaire spécifique pour faire le point avec votre partenaire. Profitez-en pour partager les dernières nouvelles, discuter de vos préoccupations et planifier les événements à venir. Concentrez-vous sur l'écoute et la compréhension des points de vue de l'autre. Pensez à utiliser un carnet pour noter les sujets que vous souhaitez aborder et à les revoir lors de ces points de contact. Cette pratique peut renforcer votre lien et éviter les malentendus.

N'oubliez pas que la communication ne consiste pas à être parfaite, mais à être présente et intentionnelle. Il s'agit de transformer ces moments de silence en opportunités de connexion et de compréhension. Avec la pratique, vous constaterez que la danse du dialogue devient un peu moins gênante et beaucoup plus gratifiante.

3.2 | La parentalité pendant les changements de la quarantaine

Ah, la parentalité, ce parcours sans fin qui n'est pas accompagné d'un manuel. À l'approche de la cinquantaine, la dynamique de votre rôle parental peut changer radicalement, vous prenant souvent au dépourvu. Vous souvenez-vous de la première fois où vous avez tenu votre enfant dans vos bras et vous vous êtes dit : « Je peux le faire » ? Avancez de quelques décennies et vous aurez peut-être l'impression de revenir à la case départ, en essayant de naviguer dans ce nouveau chapitre. Vos enfants grandissent, certains s'aventurent même dans l'âge adulte, et soudain, l'équilibre du soutien financier commence à vaciller. C'est une danse délicate, de déterminer quand intervenir et quand se retirer. Peut-être que vous continuez à couvrir leur assurance ou à les aider à payer le loyer, mais il est temps de réévaluer ces rôles. Avoir des conversations ouvertes sur les finances peut aider. Il s'agit de trouver le juste milieu entre offrir du soutien et encourager l'indépendance. Considérez cela comme leur apprendre à faire du vélo à nouveau, mais cette fois, vous lâchez le guidon.

Soutenir un enfant adulte est une toute autre histoire. Ce ne sont plus des enfants, mais ils ne sont pas non plus entièrement livrés à eux-mêmes. Il est essentiel de fixer des limites tout en offrant un soutien. Vous voulez être là pour eux, mais vous voulez aussi qu'ils apprennent à voler de leurs propres ailes. Imaginez que vous êtes un phare, stable et fiable, mais que vous ne dirigez pas le navire. Encouragez-les à prendre leurs propres décisions, même si cela signifie rester en retrait et les regarder faire des erreurs. Après tout, apprendre de ses échecs fait partie de la croissance. Faites-leur savoir que vous êtes là pour les conseiller, pas pour leur donner des instructions. Il s'agit de favoriser une relation fondée sur le respect et la compréhension mutuels plutôt qu'une relation dans laquelle vous continuez à prendre toutes les décisions.

Et puis il y a le fameux syndrome du nid vide. La maison qui bourdonnait autrefois d'activité semble maintenant étrangement calme, et vous vous demandez quoi faire de tout cet espace et de ce temps retrouvés. C'est doux-amer, ce sentiment de liberté mêlé de perte. Mais voilà, c'est l'occasion de vous redécouvrir et d'explorer des intérêts qui étaient peut-être passés au second plan. Il est peut-être temps de dépoussiérer cette guitare ou de vous mettre enfin à la peinture. Envisagez de rejoindre un club ou de vous lancer dans un nouveau passe-temps qui vous permet de sortir et de rencontrer de nouvelles personnes. L'essentiel est de considérer cela comme une chance de grandir, et non comme une perte à pleurer.

La coparentalité ajoute une dimension supplémentaire à la situation, surtout si vous vivez cette situation après une séparation ou un divorce. Une communication constante et des responsabilités partagées sont vos meilleurs alliés. C'est comme courir une course de relais où vous passez le relais en douceur, en veillant à ce que les enfants ne se sentent jamais pris entre deux feux. Gardez les discussions axées sur les besoins des enfants plutôt que sur les griefs passés. Convenez d'un calendrier qui convient aux deux parties et respectez-le autant que possible. Il s'agit de créer un environnement stable où les enfants se sentent soutenus, quel que soit le parent avec lequel ils sont.

Être parent à mi-vie est une mosaïque complexe d'émotions et d'ajustements, à la fois difficiles et gratifiants. Il s'agit d'évoluer d'un parent actif vers un guide solidaire, en laissant à vos enfants l'espace nécessaire pour grandir pendant que vous grandissez de manière indépendante. Acceptez les changements, chérissez les souvenirs et attendez avec impatience les nouvelles aventures qui vous attendent.

3.3 | Renouer avec ses amis et créer de nouveaux réseaux

Parlons d'amitié, celle qui vous accompagne dans les bons comme dans les mauvais moments, et peut-être même dans les quelques bières de trop. En tant qu'hommes, nous sous-estimons souvent le pouvoir d'un bon copain, quelqu'un qui connaît vos manies et qui choisit de rester avec vous. Plus nous vieillissons, plus nous réalisons que les amis ne servent pas seulement à partager des rires autour d'un match ; ils sont une bouée de sauvetage dans cette chose chaotique et belle que nous appelons la vie. Un cercle social solide peut améliorer votre bien-être émotionnel et constitue un filet de sécurité lorsque les choses se compliquent. Les amis apportent une perspective, de l'humour et souvent un rappel à la réalité lorsque vous vous écartez du chemin. Ils vous aident à vous rappeler qui vous êtes, même lorsque les défis de la vie vous font remettre en question.

Mais soyons honnêtes, entretenir des amitiés à l'âge adulte peut être un peu comme essayer de garder une plante d'intérieur en vie. Entre le travail, la famille et les tentatives occasionnelles de remise en forme, le temps file. Pourtant, raviver de vieilles amitiés en vaut la peine. Les réseaux sociaux sont un outil pratique. Un simple message peut rallumer la flamme, qu'il s'agisse d'un commentaire sur une publication de retour en arrière ou d'un message direct disant : « Hé, tu te souviens quand on pensait que les coupes mulet étaient une bonne idée ? » Une fois la glace brisée, proposez une rencontre informelle. Il n'est pas nécessaire que ce soit un grand événement : un café ou un déjeuner rapide peuvent faire des merveilles. Organiser une réunion peut être un excellent moyen de renouer avec un groupe de vieux amis. Considérez cela comme un rassemblement des Avengers, chacun avec ses histoires et ses batailles, qui se réunissent pour partager un fou rire.

Et si votre Rolodex est vide ? Créer de nouveaux réseaux peut être tout aussi enrichissant. Rejoindre des clubs ou des groupes d'intérêt est un moyen fantastique de rencontrer des personnes qui partagent vos passions. Qu'il s'agisse d'un club de lecture, d'un groupe de randonnée ou d'une équipe sportive locale, ces rassemblements sont un terrain fertile pour de nouvelles amitiés. Les événements communautaires et les ateliers offrent également des opportunités d'élargir votre cercle social. Ils ressemblent à des événements de réseautage, mais avec plus de plaisir et moins de pression. L'essentiel est de sortir de votre zone de confort et d'être ouvert à de nouvelles expériences. On ne sait jamais ; ce gars que vous rencontrez à un cours de menuiserie pourrait devenir votre nouveau meilleur ami.

Bien sûr, il est difficile de trouver un équilibre entre les obligations de temps. Le travail, la famille et les temps libres demandent de l'attention, et les amitiés passent souvent au second plan. Mais réfléchissez à ceci : tout comme vous planifiez des réunions et des échéances, pourquoi ne pas prévoir du temps pour vos amis ? Considérez-le comme un rendez-vous nécessaire, car il l'est. Donner la priorité aux relations peut les empêcher de passer entre les mailles du filet. Et n'oubliez pas que ce n'est pas une question de quantité mais de qualité. Même un appel téléphonique ou un SMS rapide pour prendre des nouvelles peut renforcer le lien.

Section de réflexion : Évaluer votre réseau social

Prenez un moment pour évaluer votre réseau social actuel. Qui sont les amis qui vous apportent joie et soutien dans votre vie ? Avec qui souhaiteriez-vous renouer ? Pensez à dresser une liste des personnes que vous aimeriez contacter et des nouvelles activités ou groupes que vous aimeriez explorer. Réfléchissez à l'amitié et à la façon dont vous pouvez entretenir ces liens à l'avenir.

Renouez avec de vieux amis ou faites-en de nouveaux, ce n'est pas seulement remplir votre agenda ; c'est aussi enrichir votre vie et la leur. L'amitié est bien plus que des souvenirs partagés ; elle consiste à être là l'un pour l'autre dans les hauts et les bas de la vie. Alors, tendez la main et laissez votre cercle social être le système de soutien qui vous aide à traverser ce chapitre de la quarantaine avec rire, compréhension et peut-être un peu de malice.

3.4 | Gérer la déconnexion émotionnelle dans les mariages

Vous êtes-vous déjà retrouvé assis à côté de votre partenaire, à faire défiler les pages de votre téléphone pendant qu'il regardait une émission que vous remarquiez à peine ? Vous êtes peut-être ensemble, mais quelque chose ne va pas, comme si vous étiez colocataires plutôt que partenaires. Cette déconnexion émotionnelle peut s'installer lentement, comme un brouillard un matin d'été, jusqu'au jour où vous réalisez que l'intimité que vous aviez autrefois n'est plus qu'un lointain souvenir. Vous ne vous souvenez peut-être pas de la dernière fois où vous avez partagé un vrai rire ou fait quelque chose d'amusant ensemble. Un manque d'intimité et d'activités partagées marque souvent les premiers signes de distance émotionnelle. À quand remonte la dernière fois où vous avez essayé quelque chose de nouveau ensemble ou vous êtes assis pour parler de votre journée sans distractions ?

Pour raviver cette étincelle, il n'est pas nécessaire de faire de grands gestes. Parfois, ce sont les petits efforts constants qui font la plus grande différence. Pensez à organiser des soirées en amoureux régulières, un moment dédié à vous deux, loin du bruit de la vie quotidienne. Qu'il s'agisse d'un dîner raffiné ou d'une simple promenade au parc, l'accent est mis sur la présence l'un avec l'autre. Les loisirs partagés peuvent également redonner vie à une relation. Essayez de cuisiner une nouvelle recette ensemble ou de vous mettre au jardinage. Ces activités ne se résument pas seulement au résultat, mais aussi au chemin parcouru, au travail d'équipe et aux rires partagés face aux mésaventures.

Même si la vulnérabilité peut vous faire frémir, c'est l'ingrédient secret pour raviver la proximité. Il n'est pas toujours facile de parler de vos pensées et de vos peurs. Vous pouvez avoir l'impression d'exposer une tension nerveuse. Mais lorsque vous partagez ce que vous avez dans le cœur, vous invitez votre partenaire à faire de même. Il s'agit de créer un espace sûr pour être authentique sans crainte de jugement. Commencez par exprimer quelque chose de petit, peut-être une insécurité ou une inquiétude récente, et voyez comment votre partenaire réagit. Cette ouverture favorise souvent l'empathie et la compréhension, reconstruisant des ponts que la marée des routines quotidiennes aurait pu détruire.

Envisagez de participer à une thérapie de couple ou à des ateliers pour approfondir votre lien. Considérez-les comme une mise au point de votre relation. Ils offrent un environnement structuré pour explorer des problèmes plus profonds, guidé par une personne qui connaît les ficelles du métier. Ces séances peuvent offrir de nouvelles perspectives et de nouveaux outils pour naviguer dans les complexités du partenariat. Elles ne s'adressent pas uniquement aux couples en crise, mais à toute personne cherchant à renforcer son lien. De nombreux couples en ressortent avec un sentiment renouvelé de proximité et une meilleure compréhension mutuelle.

CHAPITRE 4
Carrière et vie pleine de sens

Imaginez-vous : vous êtes assis dans une réunion du lundi matin, sirotant un café tiède, pendant que votre patron vous parle des objectifs trimestriels. Vous regardez autour de vous et vous vous demandez : « Est-ce que c'est ça ? Est-ce que c'est ce pour quoi je me suis engagé quand j'étais plein d'ambition de jeunesse ? » Si ce scénario vous semble familier, vous n'êtes pas seul. Beaucoup d'entre nous ont déjà éprouvé ce sentiment lancinant d'insatisfaction professionnelle, où le train-train quotidien ressemble plus à une roue de hamster qu'à un chemin vers l'épanouissement. C'est comme porter des chaussures qui ont l'air bien mais qui vous pincent les orteils : vous le supportez pendant un certain temps, mais finalement, l'inconfort devient trop important pour être ignoré.

Reconnaître les signes d'insatisfaction professionnelle est la première étape vers le changement. Peut-être vous sentez-vous sous-estimé par votre employeur comme un couteau suisse utilisé uniquement pour ouvrir des boîtes de conserve. Vous avez des talents et des compétences qui passent inaperçus, tandis que quelqu'un d'autre obtient la reconnaissance. Vous avez peut-être besoin de plus d'enthousiasme pour vos tâches quotidiennes. Ce qui vous semblait autrefois difficile semble désormais monotone, comme si vous étiez la vedette de votre version du « Jour de la marmotte ». Ces sentiments peuvent conduire à la procrastination, au retard, à une baisse de performance, sans parler d'une forte dose de stress et de négativité (SOURCE 1).

Mais qu'est-ce qui est à l'origine de cette insatisfaction ? Souvent, cela se résume à un manque d'adéquation avec les valeurs de votre entreprise. Vous vous sentez peut-être comme un végétarien qui travaille dans un restaurant de grillades : quelque chose ne va pas. Ou peut-être que votre rôle a stagné et que vous êtes coincé dans la même routine. Vos responsabilités n'ont pas évolué et vous avez l'impression de tourner en rond au lieu d' avancer. Ces causes sous-jacentes peuvent donner aux professionnels les plus passionnés l'impression de faire du surplace.

Pour affronter ces sentiments, il est temps de faire un peu d'introspection. Prenez un journal et commencez à écrire sur les hauts et les bas de votre carrière. Quels projets vous ont fait vous sentir vivant ? Quand avez-vous eu le sentiment d'avoir accompli le plus de choses ? Cet exercice peut vous aider à identifier ce qui compte vraiment pour vous. C'est comme creuser pour trouver un trésor au milieu du désordre de la vie quotidienne. Faites le point sur vos points forts et vos passions pendant que vous y êtes. Y a-t-il des compétences que vous n'avez pas encore pleinement exploitées ? Parfois, les réponses se cachent à la vue de tous, attendant que vous les découvriez.

Une fois que vous avez identifié la cause de votre insatisfaction, il est temps d'agir. Commencez par demander l'avis de vos collègues. Demandez-leur de partager leurs impressions honnêtes sur vos points forts et vos points à améliorer. Vous aurez peut-être l'impression d'ouvrir la boîte de Pandore, mais un retour constructif peut être d'une valeur inestimable. C'est comme avoir une carte pour vous guider dans votre évolution.

Envisagez également de découvrir de nouveaux projets ou responsabilités au travail. Portez-vous volontaire pour des tâches qui vous passionnent, même si elles ne relèvent pas de votre champ de compétences habituel. C'est l'occasion de faire bouger les choses et de raviver votre passion.

Exercice de réflexion : Journal de satisfaction professionnelle

Prenez le temps chaque semaine de réfléchir à votre satisfaction au travail. Tenez un journal pour noter les moments qui vous ont apporté de la joie ou de la frustration. Identifiez les tendances et réfléchissez aux changements qui pourraient améliorer votre expérience. Cette réflexion continue peut vous aider à clarifier vos objectifs de carrière et à prendre des mesures proactives pour vous épanouir.

N'oubliez pas que l'insatisfaction professionnelle n'est pas une condamnation à perpétuité. C'est un signal que quelque chose doit changer. Reconnaître les signes, explorer les causes sous-jacentes et prendre des mesures concrètes peuvent transformer votre vie professionnelle en quelque chose de significatif et de gratifiant. Ainsi, la prochaine fois que vous participerez à cette réunion du lundi, vous siroterez peut-être votre café avec un sentiment d'accomplissement nouveau.

4.1 | Développement des compétences pour la transition de carrière

Pensez aux compétences qui vous ont aidé tout au long de votre carrière. Elles sont comme le couteau suisse de votre vie professionnelle, polyvalentes et prêtes à s'attaquer à n'importe quelle tâche. Les capacités de communication et de leadership, par exemple, sont intemporelles. Elles vous sont très utiles, que ce soit dans une salle de conférence ou sur un chantier de construction. Être capable de transmettre clairement ses idées et de rallier une équipe autour d'un objectif commun sont des atouts qui restent toujours à la mode. Il y a ensuite les compétences de résolution de problèmes et d'analyse. Ces outils fiables vous aident à naviguer dans les virages inattendus de tout emploi. Il s'agit de décortiquer un problème, d'en comprendre le cœur et de trouver une solution. Ces compétences sont comme une boussole en territoire inconnu, vous guidant vers de nouveaux parcours professionnels qui correspondent à vos aspirations. Reconnaître ces compétences transférables peut vous ouvrir des portes que vous n'aviez même pas envisagées auparavant.

Parlons maintenant de l'importance de maintenir ces compétences à jour. L'apprentissage continu est votre arme secrète pour l'avancement de carrière. Il s'agit de rester curieux et de ne jamais laisser votre cerveau prendre la poussière. S'inscrire à des cours ou des ateliers en ligne est un moyen fantastique d'élargir vos connaissances sans mettre les pieds dans une salle de classe. Des plateformes comme Coursera ou LinkedIn Learning offrent diverses options, du codage à l'écriture créative. C'est comme avoir une bibliothèque personnelle à portée de main. Et prenez en compte l'avantage de participer à des conférences et séminaires sectoriels. Il ne s'agit pas seulement d'assister à des présentations, mais aussi de s'imprégner de nouvelles idées et de se connecter avec des personnes qui sont tout aussi passionnées par leur domaine que vous. Ces événements peuvent recharger vos batteries professionnelles et vous tenir au courant des dernières tendances et innovations.

Explorons quelques ressources pour vous aider dans cette quête d'apprentissage continu. Les plateformes en ligne sont une mine d'or pour améliorer vos compétences. Coursera propose des cours dispensés par les meilleures universités, vous permettant d'apprendre à votre rythme sans avoir à payer le prix élevé de l'enseignement traditionnel. LinkedIn Learning propose des tutoriels de petite taille qui s'adaptent à votre emploi du temps, qu'il s'agisse d'une plongée en profondeur dans Excel ou de la maîtrise de la prise de parole en public. Et si vous cherchez à ajouter une plume à votre chapeau, les programmes de certification professionnelle peuvent renforcer vos qualifications. Par exemple, les certifications en gestion de projet, en informatique ou en finance sont comme des insignes d'honneur, montrant aux employeurs potentiels que vous êtes engagé dans votre croissance et prêt à relever de nouveaux défis.

Le mentorat est un autre élément crucial dans l'équation du développement des compétences. Avoir un mentor expérimenté, c'est comme avoir un guide chevronné qui peut vous aider à vous orienter dans le paysage professionnel. Il vous offre des informations tirées de ses expériences, vous donne de précieux conseils et vous aide à éviter les pièges courants. Trouver un mentor peut sembler intimidant, mais ce n'est pas forcément le cas. Commencez par regarder dans vos réseaux professionnels. Il y a peut-être quelqu'un dont vous admirez le parcours professionnel ou qui possède les qualités que vous recherchez. Contactez-le, exprimez votre intérêt à apprendre de lui et voyez s'il est ouvert à une relation de mentorat. N'oubliez pas que les mentors ne vous aident pas seulement à grandir ; ils apprennent aussi de vous. Il s'agit d'une relation mutuellement bénéfique qui peut vous apporter clarté et orientation lorsque vous explorez de nouvelles opportunités de carrière.

Dans ce monde en constante évolution, il est essentiel de s'adapter et de se développer. Vos compétences sont la base, mais un apprentissage continu et un mentorat peuvent vous propulser vers l'avant et vous permettre de rester prêt pour tout ce qui vous attend. Que vous cherchiez à vous réorienter vers un nouveau secteur ou à gravir les échelons dans votre secteur actuel, ces outils et ressources vous accompagnent dans votre parcours. Continuez à vous mettre au défi, restez curieux et n'oubliez pas que votre carrière est un être vivant qui peut grandir et changer tout comme vous.

4.2 | Trouver un but au-delà du lieu de travail

Dans le tourbillon de la vie quotidienne, il est facile de laisser le travail définir qui vous êtes. Mais il existe tout un monde qui attend d'être exploré au-delà des limites de votre emploi du temps de 9 à 17 heures. Pensez aux passe-temps qui vous ont autrefois apporté de la joie. Il peut s'agir de peindre, de travailler le bois ou de jouer de la guitare. Quoi qu'il en soit, ces activités peuvent illuminer votre âme, comme retrouver un vieux disque qui vous fait toujours taper du pied. Raviver ces passions peut apporter un sentiment d'accomplissement que le travail ne vous procurerait peut-être pas. Si vos passe-temps ne sont pas les vôtres, envisagez de faire du bénévolat. Trouvez des opportunités qui correspondent à vos valeurs, que ce soit en aidant dans un refuge local ou en encadrant des enfants de votre communauté. Le bénévolat vous permet non seulement de donner en retour, mais aussi d'enrichir votre vie de manière inattendue. C'est comme planter des graines de bonté et les regarder pousser.

Il y a aussi le concept d'héritage. Il ne s'agit pas de construire des monuments ou de laisser une fortune derrière soi, mais de laisser un impact sur les gens qui vous entourent. De quoi voulez-vous que les gens se souviennent de vous ? Il peut s'agir de la gentillesse dont vous avez fait preuve ou de la sagesse que vous avez partagée. Écrire des mémoires ou des journaux personnels peut être un moyen puissant de réfléchir à votre vie et à l'empreinte que vous souhaitez laisser. Ces écrits témoignent de vos expériences, capturant des moments de joie, des difficultés et tout le reste. Ils sont comme une capsule temporelle pour les générations futures, offrant un aperçu de qui vous étiez et de ce que vous représentiez.

Découvrir de nouveaux objectifs dans la vie nécessite un peu de découverte de soi. Vous pourriez avoir l'impression de partir à la recherche d'un trésor caché, mais au lieu d'une carte, vous avez une série d'exercices pour vous guider. Commencez par créer un tableau de visualisation. Rassemblez des images, des citations et tout ce qui résonne avec vos rêves et vos aspirations. C'est une représentation visuelle de l'avenir que vous souhaitez créer. Au fur et à mesure que vous assemblez les pièces, des modèles émergeront, révélant vos désirs et vos objectifs. Il ne s'agit pas seulement du produit fini, mais d'explorer ce qui compte vraiment pour vous.

Souvenons-nous de ceux qui ont trouvé leur épanouissement au-delà du travail. Prenons par exemple les personnes qui ont créé des organisations à but non lucratif motivées par une cause qui leur tient à cœur. Citons l'histoire d'un homme qui, après des années dans la finance, a lancé une organisation pour fournir une éducation aux enfants défavorisés. Une fois rempli de chiffres et de feuilles de calcul, son travail s'est transformé en quelque chose de significatif. Ou encore, pensons à cette femme qui a transformé son amour pour les animaux en un sanctuaire pour les animaux de compagnie sauvés, créant ainsi un havre de paix pour les créatures dans le besoin. Ces histoires nous rappellent que l'on peut trouver un but dans des endroits inattendus, souvent à deux pas de notre zone de confort.

Étude de cas : de l'entreprise à la communauté

Prenons le cas de Tom, un ancien cadre d'entreprise qui a trouvé sa vocation dans le service communautaire. Après des années derrière un bureau, Tom a réalisé que sa passion était d'aider les autres. Il a commencé à faire du bénévolat dans une banque alimentaire locale, avant de fonder sa propre organisation à but non lucratif dédiée à la lutte contre la faim. Grâce à ce travail, Tom a non seulement trouvé un épanouissement personnel, mais a également eu un impact significatif sur sa communauté. Son histoire illustre que la finalité ne se limite pas au bureau ; il s'agit de trouver ce qui résonne vraiment avec votre cœur.

Trouver un but au-delà du travail ne consiste pas seulement à tuer le temps jusqu'à la retraite. Il s'agit d'enrichir votre vie avec des activités et des relations qui apportent joie et sens. Que ce soit par le biais de loisirs, de bénévolat ou de création d'un héritage, ces activités vous offrent l'occasion d'explorer différentes facettes de vous-même. Il s'agit de découvrir qui vous êtes au-delà du titre de votre poste, de vous épanouir au quotidien et de laisser un impact durable au-delà de votre travail.

4. 3 | L'art du réseautage à la cinquantaine

Réseautage. Pour certains, ce mot évoque des images de conversations embarrassantes et d'échanges de cartes de visite comme des cartes Pokémon. Mais laissez-moi vous dire que c'est bien plus que cela. Le réseautage peut changer la donne, surtout à la cinquantaine, lorsque vous envisagez un changement ou que vous cherchez simplement à élargir vos horizons. C'est comme ouvrir la porte d'une pièce dont vous ignoriez l'existence, pleine d'opportunités à découvrir. Construire des relations professionnelles ne consiste pas seulement à gravir les échelons ; il s'agit de créer une communauté de personnes qui peuvent vous offrir des idées, partager des expériences et peut-être même vous ouvrir quelques portes. Il s'agit de puiser dans une sagesse collective qui peut vous orienter vers des opportunités que vous n'auriez pas autrement trouvées seul.

Comment faire pour ne pas avoir l'impression de forcer les choses ? Commencez par assister à des événements liés à votre secteur d'activité. Ces rassemblements sont une mine d'or pour rencontrer des personnes qui partagent vos intérêts et vos passions. Qu'il s'agisse d'une conférence, d'un atelier ou d'une rencontre informelle, ces événements offrent un cadre détendu pour nouer des liens avec des personnes partageant les mêmes idées. Et si l'idée d'entrer dans une salle remplie d'inconnus vous donne envie de fuir, n'oubliez pas que la plupart des gens sont dans le même bateau. Commencez par une simple présentation et une vraie question sur leur passion. Vous seriez surpris de la rapidité avec laquelle une conversation peut se dérouler lorsque vous êtes tous les deux vraiment intéressés.

Les groupes professionnels en ligne sont un autre moyen fantastique de réseautage. Les plateformes comme LinkedIn ne se limitent pas à parcourir les mises à jour. Ce sont des plateformes animées où vous pouvez échanger avec des leaders du secteur et des pairs. Rejoignez des groupes liés à votre domaine et participez à des discussions. Partagez vos idées, posez des questions et offrez votre soutien aux autres. Il s'agit de créer une présence et de montrer que vous avez quelque chose de précieux à apporter. Plus vous vous engagez, plus vous vous connectez avec des personnes qui peuvent enrichir votre vie professionnelle.

Bien sûr, le réseautage comporte son lot de défis, surtout si vous souffrez d'anxiété sociale. La bonne nouvelle, c'est que vous n'êtes pas seul. Beaucoup d'entre nous se sentent nerveux lorsqu'ils entrent dans une salle remplie de visages inconnus. Pour surmonter cette peur, il faut changer d'état d'esprit. Au lieu de considérer le réseautage comme une tâche intimidante, voyez-le comme une occasion d'apprendre et de grandir. Avant un événement, prenez quelques respirations profondes et rappelez-vous que tout le monde est là pour se connecter. Il ne s'agit pas de nouer des centaines de connexions en une nuit, mais de créer quelques connexions significatives. Et si l'idée d'interactions en face à face vous semble toujours écrasante, commencez petit à petit. Contactez un collègue pour discuter autour d'un café ou participez à un événement virtuel où vous pourrez vous engager dans le confort de votre propre espace.

Le réseautage numérique a révolutionné notre façon de communiquer professionnellement. Les plateformes de médias sociaux, notamment LinkedIn, sont des outils puissants pour élargir votre réseau. Mettez à jour votre profil pour refléter vos compétences et vos intérêts actuels. Considérez-le comme votre carte de visite numérique. Partagez des articles, rejoignez des discussions de groupe et personnalisez vos demandes de connexion. Lorsque vous contactez une nouvelle personne, un message personnalisé peut faire beaucoup. Mentionnez ce qui vous intéresse dans son profil ou son travail et exprimez votre désir de vous connecter. C'est un geste simple qui montre que vous êtes vraiment intéressé par l'établissement d'une relation plutôt que par l'ajout d'un autre contact.

Le réseautage est un processus dynamique et continu. Il s'agit de rester curieux, ouvert et prêt à sortir de sa zone de confort. Que vous cherchiez un nouvel emploi, des conseils ou que vous souhaitiez simplement discuter avec quelqu'un qui comprend ce que vous êtes, le réseautage peut être la clé pour accéder à de nouvelles possibilités. Alors la prochaine fois que vous participerez à un événement de réseautage ou que vous parcourrez LinkedIn, n'oubliez pas : il ne s'agit pas seulement de savoir qui vous connaissez, mais aussi de savoir ce que vous pouvez apprendre les uns des autres.

4.4 | Concilier travail et développement personnel

Imaginez la situation suivante : vous êtes au bureau, les yeux rivés sur votre écran d'ordinateur, lorsque vous réalisez soudain que vous êtes en mode pilote automatique depuis des heures. Votre café est froid, votre boîte de réception déborde et votre esprit est déjà occupé à penser à ce projet personnel que vous avez négligé. Cela vous semble familier ? Si c'est le cas, vous avez peut-être besoin d'aide pour trouver l'équilibre entre travail et vie personnelle. Maintenir cet équilibre est essentiel, car cela permet d'éviter l'épuisement professionnel et de dissiper le brouillard du stress qui peut facilement obscurcir votre quotidien. C'est comme marcher sur une corde raide, un faux pas et vous vous retrouvez dans un gouffre d'épuisement et de frustration. Personne ne veut être ce type de personne qui est grincheux au travail et trop fatigué pour profiter de la vie en dehors de celui-ci. Il serait utile de trouver un équilibre qui vous permette de donner le meilleur de vous-même au travail sans sacrifier de précieux moments avec votre famille, vos amis ou vous-même.

Alors, comment gérer tout cela sans perdre la tête, ni votre travail ? La gestion du temps est votre arme secrète. Commencez par un agenda quotidien qui vous donne l'impression d'avoir votre vie en main, même pour un instant. Classez vos tâches par ordre de priorité, concentrez-vous sur ce qui requiert vraiment votre attention et laissez tomber le reste. C'est comme faire le ménage dans votre placard : gardez ce que vous aimez et laissez tomber ce qui ne vous convient pas. Fixer des limites aux heures de travail est un autre moyen de changer la donne. Lorsque l'horloge sonne la fin de la journée de travail, laissez cela signifier la fin du travail. Il est tentant de continuer à consulter ses e-mails ou à terminer une tâche de plus, mais il est essentiel de protéger votre temps personnel. Considérez cela comme un tracé dans le sable, une ligne qui dit : « Le travail reste ici et la vie commence ici. »

Il est tout aussi important d'encourager le développement personnel. Ce n'est pas seulement le domaine des conférenciers motivateurs et des gourous du développement personnel ; c'est destiné à tous ceux qui souhaitent dépasser leurs limites actuelles. La lecture de livres de développement personnel peut être un moyen simple mais efficace de susciter de nouvelles idées et perspectives. Choisissez un livre qui remet en question votre réflexion ou vous incite à essayer quelque chose de nouveau. Et n'hésitez pas à participer à des ateliers ou des séminaires qui piquent votre intérêt. Ces événements peuvent alimenter votre moteur de croissance, en offrant de nouvelles compétences et perspectives qui enrichissent votre vie professionnelle et personnelle. Il s'agit de garder l'esprit agile et ouvert aux possibilités que vous devez prendre en compte.

Maintenir un équilibre requiert de la discipline, mais aussi un peu de plaisir. Prévoyez des moments de repos réguliers. Qu'il s'agisse d'un dimanche après-midi tranquille ou d'une escapade rapide le week-end, ces moments vous permettent de vous ressourcer. C'est comme appuyer sur le bouton de réinitialisation, de faire le tri dans votre esprit et de créer un espace pour la créativité et la détente. Et tant que vous y êtes, pratiquez la pleine conscience pendant les pauses. Il n'est pas nécessaire de vous asseoir les jambes croisées au sommet d'une montagne, mais si c'est votre truc, allez-y. Quelques minutes de respiration concentrée ou une petite promenade à l'extérieur peuvent vous aider à centrer vos pensées et à réduire le stress. Il s'agit d'être présent dans l'instant, de laisser tomber le chaos et de trouver la paix dans la simplicité.

Trouver le juste équilibre entre travail et épanouissement personnel est un processus continu. Il s'agit de reconnaître quand la balance penche trop dans un sens et de faire les ajustements nécessaires pour tout remettre en harmonie. Avec les bons outils et le bon état d'esprit, vous pouvez naviguer dans cet équilibre en toute confiance, ce qui vous permettra de vous épanouir au travail et dans la vie.

4.5 | Planifier votre deuxième acte

Imaginez que vous vous trouvez à la croisée des chemins de la vie, non pas avec effroi, mais avec un sentiment d'excitation. Vous êtes à mi-vie et vous envisagez un deuxième acte : une nouvelle carrière ou une nouvelle entreprise qui correspond à vos passions. Il ne s'agit pas de tout recommencer, mais de prendre un nouveau départ avec toute la sagesse que vous avez accumulée. Un deuxième acte, c'est comme ouvrir un nouveau chapitre de l'histoire de votre vie, où l'intrigue s'épaissit avec des opportunités que vous n'aviez pas envisagées auparavant. Il peut s'agir de poursuivre ce projet passionnant dont vous avez toujours rêvé ou de vous aventurer dans un secteur qui vous appelle. Il s'agit de réimaginer votre vie professionnelle et de vous diriger vers quelque chose qui vous passionne.

Pour réussir cette transition en douceur, vous aurez besoin d'un plan bien pensé. Commencez par fixer des objectifs et des échéances clairs. Considérez-les comme le GPS de votre nouvelle aventure, qui vous guidera étape par étape. Sans eux, vous risquez d'errer sans but, sans savoir quel chemin prendre. Définissez vos objectifs et divisez-les en étapes gérables. Qu'il s'agisse d'acquérir des compétences spécifiques, d'accéder à un poste particulier ou simplement de changer de carrière, avoir une feuille de route vous permet de rester concentré. Ensuite, plongez dans des recherches approfondies. Plongez dans de nouveaux secteurs qui piquent votre intérêt. Apprenez les tenants et aboutissants, comprenez les tendances et identifiez où vos compétences s'intègrent. C'est comme préparer un voyage vers une nouvelle destination : plus vous en saurez, plus vous vous sentirez en confiance en territoire inconnu.

Les histoires de réussite de personnes qui ont changé de carrière peuvent être incroyablement inspirantes. Prenez par exemple l'ancien avocat qui a trouvé la joie dans la pâtisserie et a ensuite ouvert une boulangerie prospère. Ou le dirigeant d'entreprise qui a transformé sa passion pour le jardinage en une entreprise d'aménagement paysager florissante. Ces histoires ne sont pas que des contes de fées ; ce sont des exemples réels de personnes qui ont sauté le pas et ont trouvé satisfaction dans leur deuxième acte. Elles nous rappellent qu'il n'est jamais trop tard pour changer de cap, pour poursuivre un rêve qui attend patiemment dans les coulisses. Chaque histoire témoigne du courage qu'il faut pour sortir de sa zone de confort et accepter le changement.

Bien sûr, la transition vers une nouvelle carrière n'est pas sans défis. La planification financière est un aspect essentiel à prendre en compte. Il s'agit de disposer d'un fonds de réserve pour les jours difficiles et d'assurer une stabilité économique au moment de la transition. Tenez compte de toutes les dépenses, des baisses de salaire potentielles aux coûts imprévus, et créez un budget qui appuie votre transition. Cela peut signifier se serrer la ceinture pendant un certain temps, mais c'est un petit prix à payer pour les récompenses potentielles.

De plus, préparez-vous à l'inévitable courbe d'apprentissage. Chaque nouvelle aventure s'accompagne d'une période d'ajustement, au cours de laquelle des erreurs sont commises et des leçons sont apprises. C'est comme faire du vélo pour la première fois : vous allez forcément vaciller, mais vous trouverez votre équilibre avec persévérance.

Une fois tous ces éléments en place, n'oubliez pas que planifier votre deuxième acte consiste à façonner une vie qui résonne avec votre véritable moi. Il s'agit d'aligner votre travail avec vos passions et vos valeurs, de créer une carrière qui ressemble à une extension de qui vous êtes. Ce chapitre marque un tournant dans votre parcours de mi-vie, où vous pouvez redéfinir le succès selon vos propres conditions. Saisissez l'opportunité, prenez des risques calculés et faites confiance à votre capacité à façonner un avenir épanouissant et significatif. En regardant vers l'avenir, sachez que ce deuxième acte n'est que le début d'un nouveau chapitre passionnant.

FAITES LA DIFFÉRENCE AVEC VOTRE AVIS

Vos pensées peuvent aider les autres à traverser la ménopause

---

« Parfois, la meilleure façon de se trouver est de regarder l'expérience de quelqu'un d'autre . »
— Robert Spencer

Bonjour ! Je suis ici pour vous demander une petite faveur qui pourrait faire une grande différence. Si vous avez lu *Manopause : mythe ou réalité ?*, vous avez probablement réalisé que ce livre ne parle pas seulement du vieillissement ; il vise à aider les hommes (et leurs proches) à comprendre cette phase délicate appelée « ménopause ».

Je sais que ce voyage peut être un peu déroutant, comme essayer de suivre une recette qui change constamment. Mais c'est là que vous intervenez. Vous voyez, la plupart des gens choisissent un livre en fonction des critiques de personnes comme vous.

Votre avis pourrait être la raison pour laquelle quelqu'un d'autre obtient l'aide dont il a besoin pour s'attaquer à sa propre « ménopause » avec un peu plus d'humour, de grâce et peut-être même un rire ou deux.

C'est rapide, cela ne coûte rien et cela pourrait vraiment aider quelqu'un qui se trouve au milieu d'un moment de vie où il se demande « Qu'est-ce qui m'arrive ? ».

En laissant un avis, vous contribuez à :

- Un homme de plus (ou sa famille) pour donner un sens à ces montagnes russes
- Une personne de plus pour rire un peu dans une saison difficile
- Une famille de plus comprend la valeur de l'empathie et de la patience

Pour donner un coup de main, scannez simplement le code QR ci-dessous et laissez vos impressions.

Merci beaucoup d'avoir pris un moment pour aider !

Sincèrement,
Robert Spencer

CHAPITRE 5

Sécurité financière et planification

Imaginez la situation : vous êtes assis à la table de la cuisine, une pile de billets dans une main et une calculatrice dans l'autre, avec l'impression d'essayer de décoder la pierre de Rosette. La planification financière peut sembler intimidante, comme essayer de résoudre un Rubik's Cube dans le noir. Mais n'ayez crainte ! Ce chapitre est votre lampe de poche, vous guidant pour déterminer où vous en êtes réellement sur le plan financier. Transformons ces chiffres de méchants en héros dans votre saga financière.

Commençons par le commencement, attaquons-nous à la bête de l'évaluation financière. Commencez par examiner attentivement votre situation financière actuelle. C'est comme nettoyer le garage : vous pourriez y trouver des trésors cachés ou des choses qu'il vaudrait mieux oublier. Commencez par analyser vos revenus et vos dépenses. Notez toutes vos sources de revenus, qu'il s'agisse de votre emploi, de vos petits boulots ou de ce mystérieux billet de 20 $ que vous avez trouvé dans la poche de votre manteau l'hiver dernier. Ensuite, dressez la liste de vos dépenses. Tout, du paiement de votre prêt hypothécaire à votre dose quotidienne de café. Voir tout cela en noir et blanc peut être révélateur, comme lorsque vous réalisez que votre jean préféré ne vous va plus.

Ensuite, examinez vos obligations en matière de dette et votre cote de crédit. Affrontez-les de front, comme vous le feriez avec un parent perdu de vue lors d'une réunion de famille. Dressez la liste de toutes vos dettes : cartes de crédit, prêts et travail. Il ne s'agit pas de jugement, mais de clarté. Vérifiez également votre cote de crédit. C'est l'équivalent financier d'un bulletin de notes, qui vous montre comment vous vous en sortez en matière d'emprunts et de prêts. Grâce à ces informations, vous pouvez avoir une vue d'ensemble de votre santé financière, un peu comme un artiste qui prend du recul pour admirer son travail.

Parlons de la valeur nette, qui est votre selfie financier. Calculez-la en soustrayant vos passifs (dettes) de vos actifs (tout ce que vous possédez). C'est comme peser le pour et le contre de votre vie financière. Les actifs comprennent votre maison, votre voiture, vos économies et peut-être même cette collection de disques vintage que vous avez accumulée. Le passif couvre les dettes et les obligations. Il est essentiel de suivre l'évolution de votre valeur nette au fil du temps. C'est comme un baromètre de votre progression financière, vous aidant à mesurer la croissance ou la diminution de votre patrimoine.

Pour effectuer un examen financier approfondi, il est judicieux de recourir à une assistance numérique. Les logiciels de finances personnelles comme Quicken Classic ou les applications de budgétisation telles que YNAB (You Need a Budget) peuvent vous accompagner dans cette démarche. Quicken Classic est idéal pour ceux qui recherchent une gestion financière détaillée. Parallèlement, YNAB propose une nouvelle approche de la budgétisation, axée sur la responsabilité financière (SOURCE 1). Ces outils vous aident à surveiller vos transactions, à catégoriser vos dépenses et à obtenir un aperçu de votre situation financière. C'est comme avoir un conseiller financier dans votre poche, sans les frais élevés.

Une fois votre situation financière définie, il est temps de vous fixer des objectifs. Considérez-les comme votre GPS financier, qui vous guide vers un avenir économique plus radieux. Commencez par des objectifs à court terme, comme rembourser cette carte de crédit encombrante ou économiser pour des vacances. Ce sont vos tremplins, qui ouvrent la voie à de plus grands rêves. Ensuite, regardez vers l'horizon avec des objectifs à long terme. Il peut s'agir d'acheter une nouvelle maison, de prendre une retraite confortable ou enfin d'acheter cette voiture de collection que vous convoitez. N'oubliez pas de créer un fonds d'épargne d'urgence. C'est votre filet de sécurité, un coussin financier pour les contretemps imprévus de la vie.

Alors que vous vous lancez dans ce voyage vers l'illumination financière, n'oubliez pas qu'il ne s'agit pas d'atteindre la perfection. Il s'agit de progresser, de prendre le contrôle de votre destin financier avec confiance et une touche d'humour. Vous y arriverez.

5. 1 | Stratégies de planification de la retraite

Planifier sa retraite peut être comparé à essayer de prédire la météo pendant un été britannique, ce qui est pour le moins imprévisible. Mais avec les bons outils, vous pouvez vous préparer à tout ce qui vous attend. Commençons par les bases : comprendre les différents types de comptes de retraite. Imaginez-les comme différents paniers dans lesquels vous pouvez ranger vos œufs financiers. Vous avez votre 401(k), qui est souvent lié à votre employeur et peut être un outil puissant s'il propose une contribution de contrepartie. Ensuite, il y a l'IRA (Individual Retirement Account), qui existe en plusieurs versions, comme Traditional et Roth. Les IRA traditionnels vous permettent de reporter les impôts jusqu'au retrait, tandis que les IRA Roth offrent des retraits libres d'impôt à la retraite. Chacun présente des avantages et des inconvénients, comme le choix entre une playlist de rock classique et les tubes du moment. Savoir quel compte correspond à vos besoins est la première étape pour construire une base solide.

Parlons maintenant du calcul de vos besoins financiers futurs. C'est comme planifier un voyage en voiture : vous devez connaître votre destination pour préparer vos bagages en conséquence. Commencez par estimer vos dépenses de retraite, en tenant compte de tous les aspects, du logement aux soins de santé en passant par ce voyage de pêche annuel dont vous rêvez. N'oubliez pas de tenir compte de l'inflation, ce voleur silencieux qui peut éroder votre pouvoir d'achat au fil du temps. Pensez à utiliser des calculateurs en ligne ou à consulter un conseiller financier pour obtenir une estimation approximative. Il s'agit avant tout de fixer un objectif clair afin de pouvoir tracer votre parcours en toute confiance.

Pour maximiser votre épargne-retraite, chaque petit geste compte, comme ajouter des guimauves supplémentaires à votre chocolat chaud. Augmentez vos cotisations à vos comptes de retraite chaque fois que c'est possible. Cela peut signifier serrer la ceinture dans d'autres domaines, mais le jeu en vaut la chandelle. Si votre employeur vous propose une contribution de contrepartie, assurez-vous de contribuer suffisamment pour en tirer pleinement parti. C'est de l'argent gratuit, comme trouver une pièce de vingt dollars dans la poche de votre manteau d'hiver. Envisagez également de mettre en place des cotisations automatiques pour que l'épargne soit une évidence . Plus vous pourrez épargner maintenant, plus votre retraite sera confortable.

Le moment et l'âge jouent un rôle crucial dans les décisions de planification de la retraite. À l'approche de l'âge de la retraite, il peut être tentant de rêver aux couchers de soleil sur la plage et aux parties de golf sans fin. Mais il est essentiel d'évaluer soigneusement vos options. Réfléchissez au moment où vous souhaitez prendre votre retraite et à la façon dont cela s'aligne sur vos objectifs d'épargne et de style de vie. Certaines personnes pourraient travailler quelques années de plus pour augmenter leur pécule, tandis que d'autres pourraient envisager une sortie anticipée. Ajustez vos stratégies d'investissement au fil du temps, en passant d'options à haut risque et à haut rendement à des options plus prudentes au moment de votre retraite. Il s'agit d'équilibrer la croissance et la sécurité, comme marcher sur une corde raide avec un filet de sécurité.

Il est indispensable de revoir et d'ajuster régulièrement vos plans de retraite. La vie nous réserve des surprises, qu'il s'agisse d'un changement d'emploi, d'un problème de santé ou d'une fluctuation du marché. Prévoyez des révisions annuelles de vos comptes de retraite pour vous assurer qu'ils correspondent à vos objectifs. Ajustez vos plans au fur et à mesure que les circonstances changent, comme vous modifieriez une recette lorsque le goût ne vous convient pas. Cette approche proactive peut vous aider à rester sur la bonne voie, même lorsque la vie décide de tout bouleverser.

La planification de la retraite peut sembler difficile, mais la décomposer en étapes faciles à gérer permet de la réaliser. Il s'agit de prendre le contrôle de votre avenir financier en ayant une vision claire de vos objectifs et des outils pour les atteindre. N'oubliez pas que la préparation est essentielle, que vous commenciez à planifier ou que vous affiniez votre stratégie.

5.2 | Gérer le stress financier

Avez-vous déjà vécu un de ces mois où la voiture tombe en panne, le chauffe-eau décide qu'il en a assez et le chien a besoin d'une visite d'urgence chez le vétérinaire ? Soudain, vous vous retrouvez face à une montagne de dépenses imprévues, avec l'impression que l'univers vous joue un tour élaboré. Bienvenue dans l'une des causes les plus courantes de stress financier à la cinquantaine. Mais il ne s'agit pas seulement des grandes urgences. Il y a aussi la pression incessante de subvenir aux besoins des personnes à charge, qu'il s'agisse de vos enfants, de vos parents vieillissants ou des deux. Jongler avec ces responsabilités peut donner l'impression d'essayer de faire tourner toutes les assiettes en même temps, avec la peur de les voir s'écraser toujours présente.

Gérer ce stress commence par une approche pratique. Créer un budget complet revient à mettre en place un filet de sécurité financière. Cela implique de regarder chaque centime à la loupe, de comprendre où va votre argent et de vous assurer que vos dépenses correspondent à vos priorités. Il ne s'agit pas de se priver, mais de faire des choix intentionnels. Il est également essentiel de se constituer un coussin financier, souvent un fonds d'urgence. C'est votre trousse de premiers soins financiers pour amortir les petits imprévus de la vie. Essayez d'épargner suffisamment pour couvrir trois à six mois de dépenses. Il s'agit d'acheter la tranquillité d'esprit, de savoir que vous avez un tampon sur lequel vous pouvez vous appuyer lorsque les choses tournent mal.

L'impact psychologique du stress financier n'est pas négligeable. Il peut s'immiscer dans vos relations, transformant les conversations autour d'un dîner en discussions tendues sur les factures et le budget. C'est comme une ombre qui vous suit, affectant votre humeur et votre bien-être. Le stress lié à l'argent peut vous donner l'impression d'être pris au piège, comme si vous étiez dans un état constant de lutte ou de fuite. Il peut mettre à rude épreuve les relations, créant une rupture entre les partenaires lorsque la communication faiblit. Ce stress ne reste pas seulement dans votre tête ; il peut se manifester physiquement, entraînant des insomnies, des maux de tête ou pire. Le cercle vicieux peut être vicieux, où les problèmes financiers aggravent la santé mentale, rendant encore plus difficile la gestion efficace des finances.

Dans ces situations, une communication ouverte sur les finances est essentielle. Il est essentiel de parler de questions financières avec votre partenaire ou un conseiller de confiance. Considérez cela comme un effort d'équipe, où vous êtes tous les deux du même côté, travaillant vers des objectifs communs. Des séances de planification financière conjointes permettent d'aligner vos visions et de répondre aux préoccupations avant qu'elles ne s'aggravent. Il s'agit de transparence, d'honnêteté et de collaboration, pour garantir que les décisions financières reflètent les besoins et les aspirations des deux partenaires. Et si le stress semble insurmontable, demander des conseils financiers professionnels peut changer la donne. Parfois, avoir le point de vue d'une personne extérieure peut apporter de la clarté et des solutions que vous devez envisager.

Section de réflexion : Journal du stress financier

Pensez à tenir un journal de vos stress financiers. Chaque fois que vous vous sentez stressé, notez ce qui vous cause du stress et ce que vous ressentez. Identifiez les tendances ou les déclencheurs que vous remarquez au fil du temps. Réfléchissez aux mesures que vous pouvez prendre pour atténuer ces facteurs de stress, que ce soit en ajustant votre budget, en constituant votre fonds d'urgence ou en demandant conseil. Cet exercice peut vous aider à prendre davantage conscience de vos facteurs de stress financiers et vous permettre de prendre le contrôle de votre bien-être financier.

N'oubliez pas que le stress financier est un problème auquel beaucoup d'entre nous sont confrontés, mais il ne doit pas contrôler votre vie. En prenant des mesures proactives, vous pouvez gérer ce stress et vous assurer qu'il n'éclipse pas les choses importantes de la vie.

5.3 | Options d'investissement pour les personnes d'âge moyen

Investir à la cinquantaine peut être un peu comme choisir un dessert dans un restaurant chic. Il existe tellement d'options, chacune ayant son propre attrait. L'essentiel est de trouver ce qui convient à vos goûts et à vos besoins. Parlons des suspects habituels : les actions, les obligations et les fonds communs de placement. Les actions offrent des récompenses élevées, mais peuvent être aussi imprévisibles qu'un bambin dans un magasin de jouets. En revanche, les obligations sont les vieux amis fiables, qui offrent des rendements réguliers, voire spectaculaires. Les fonds communs de placement sont comme un repas-partage, offrant un peu de tout pour équilibrer votre assiette, gérés par des professionnels pour vous éviter les tracas de tout faire vous-même.

Les investissements immobiliers peuvent également être un choix judicieux. Considérez-les comme la plantation d'un arbre qui produit de l'argent plutôt que des feuilles. L'immobilier peut fournir des revenus et une plus-value au fil du temps, qu'il s'agisse d'un bien locatif ou d'un terrain. C'est comme avoir une poule qui pond des œufs d'or ; n'oubliez pas qu'elle nécessite de l'entretien. Les propriétés locatives peuvent générer des revenus mensuels mais demandent de l'attention, un peu comme un animal de compagnie qui mord de temps en temps. Investir dans des sociétés de placement immobilier (SPI) peut offrir une approche plus non interventionniste, vous permettant de profiter des avantages sans avoir à réparer un toit qui fuit à minuit.

Il est essentiel d'équilibrer le risque et la récompense dans votre portefeuille de placements. Imaginez que vous préparez un ragoût. Vous n'y verseriez pas un pot entier de poudre de piment, n'est-ce pas ? La diversification est votre assaisonnement : ajoutez un peu de ceci et une pincée de cela pour créer une saveur équilibrée. Répartissez vos placements sur différents actifs pour minimiser les risques. Il ne s'agit pas de mettre tous vos œufs dans le même panier, à moins que vous n'aimiez les omelettes partout. Comprendre votre tolérance au risque, c'est comme connaître votre niveau d'épices. Certaines personnes aiment l'aventure, tandis que d'autres préfèrent le doux bourdonnement de la sécurité. Adaptez vos placements à votre zone de confort.

Les revenus passifs sont le Saint Graal pour de nombreux investisseurs. C'est de l'argent gagné sans effort, un peu comme si vous trouviez de l'argent liquide dans la poche d'une veste que vous n'avez pas portée depuis des lustres. Les actions à dividendes sont privilégiées, car elles offrent des versements réguliers comme une allocation pour les adultes. Elles ne sont pas réservées aux retraités, mais à tous ceux qui aiment l'idée que leur argent travaille pour eux pendant qu'ils sirotent de la limonade. Les propriétés locatives peuvent également offrir des revenus passifs, même si elles demandent parfois votre attention. C'est comme avoir un jardin autonome qui n'a besoin que d'être arrosé et désherbé de temps en temps.

Pour choisir des placements adaptés à vos objectifs personnels, vous devez les adapter à vos objectifs personnels. Vous souhaitez prendre une retraite anticipée, voyager à travers le monde ou constituer un héritage pour votre famille ? Choisissez des placements qui soutiennent ces aspirations.

Évaluez régulièrement les performances de vos placements, comme vous vérifiez la météo avant une randonnée. Examinez les performances passées, mais laissez-les vous guider. Tenez compte de facteurs tels que les conditions du marché, les prévisions économiques et la façon dont chaque placement s'intègre dans votre situation financière. C'est comme assembler un puzzle : chaque pièce doit s'emboîter parfaitement pour révéler l'ensemble.

Investir à la cinquantaine n'est pas forcément compliqué. Il s'agit de faire des choix éclairés qui correspondent à vos objectifs et à votre tolérance au risque. Avec la bonne combinaison de placements, vous pouvez bâtir un avenir financier aussi solide et gratifiant qu'un steak bien cuit. Alors, munissez-vous de votre boîte à outils financière et commencez à bâtir un portefeuille qui résistera à l'épreuve du temps, vous récompensant avec les fruits de votre travail pendant longtemps.

5.4 | Créer un plan financier durable

Imaginez votre plan financier comme une machine bien huilée, qui travaille sans relâche pour assurer votre avenir. Il s'agit de savoir où vous êtes maintenant et où vous voulez être. Une stratégie à long terme est la carte de votre parcours financier. C'est comme planifier un voyage à travers le pays : il vous faut un itinéraire qui s'adapte aux changements de paysage et aux détours imprévus. La vie vous réserve des surprises : changements d'emploi, problèmes de santé, voire une envie soudaine d'acheter une voiture de collection. Votre plan doit être suffisamment flexible pour faire face à ces changements sans faire dérailler votre progression.

Commencez par fixer des objectifs financiers réalisables. Ce sont vos étapes clés, vos objectifs à court et à long terme qui vous motivent. Il peut s'agir de rembourser une dette de carte de crédit qui dure depuis longtemps ou d'épargner pour les études de votre enfant. Divisez-les en morceaux gérables. Tout comme manger une pizza, une part à la fois est bien plus agréable que d'essayer de manger toute la tarte d'un coup. Et pendant que vous y êtes, pensez à la planification successorale. Cela peut sembler morbide, mais il s'agit simplement de se préparer à l'inévitable. Un plan successoral solide garantit que vos biens seront distribués selon vos souhaits, épargnant ainsi à vos proches un stress inutile. C'est comme laisser derrière soi une boîte à outils bien organisée plutôt qu'un tiroir à bric-à-brac chaotique.

L'assurance joue un rôle crucial dans la préservation de votre stabilité financière. Considérez-la comme la ceinture de sécurité de votre véhicule économique. L'assurance-vie peut être une bouée de sauvetage pour votre famille, en garantissant qu'elle sera soutenue si vous n'êtes pas là. L'assurance maladie, en revanche, vous protège du choc financier des frais médicaux. Et à mesure que vous vieillissez, pensez à une assurance soins de longue durée. C'est comme mettre de côté des fonds pour les jours pluvieux où vous aurez besoin d'une aide supplémentaire. Ce type d'assurance peut couvrir les frais des maisons de retraite ou des soins à domicile, vous permettant ainsi de préserver votre dignité et votre indépendance.

Il est aussi important de revoir régulièrement son plan financier que de changer l'huile de sa voiture. La vie est fluide et votre plan doit en tenir compte. Réévaluez régulièrement vos objectifs et vos progrès pour vous assurer que tout correspond à votre situation actuelle. Peut-être que vos revenus ont augmenté ou que vous avez remboursé une dette importante. Célébrez ces victoires et ajustez votre plan en conséquence. Les conditions du marché peuvent également avoir un impact sur votre stratégie. Un marché volatil peut vous inciter à modifier vos placements ou à reconsidérer votre tolérance au risque. C'est comme ajuster vos voiles en fonction de la direction du vent. En restant proactif, vous gardez le contrôle et assurez-vous que votre plan financier reste durable et efficace.

Intégrez ces étapes à votre routine financière et vous constaterez que la gestion de votre argent devient moins une corvée et plus une expérience enrichissante. Avec un plan clair, vous pouvez aborder vos décisions financières en toute confiance, sachant que vous construisez un avenir qui correspond à vos valeurs et à vos aspirations. Alors, prenez votre calculatrice, passez en revue vos objectifs et laissez votre plan financier être l'épine dorsale de votre sécurité.

5. 5 | L'indépendance financière et son impact sur le bien-être

Imaginez-vous vous réveiller chaque matin sans la pensée lancinante des factures ou des obligations financières imminentes. L'indépendance financière est la liberté de se libérer des contraintes du stress économique, vous permettant de poursuivre vos passions sans vérifier constamment votre solde bancaire. Il s'agit d'avoir suffisamment de ressources pour couvrir vos besoins. Elle veut vous donner la liberté de choisir en fonction de vos désirs plutôt que de vos nécessités. Imaginez une vie où les soucis financiers ne dictent pas vos décisions et où vous avez l'autonomie nécessaire pour poursuivre vos rêves, qu'il s'agisse de vous lancer dans un nouveau passe-temps ou de voyager à travers le monde. Cette liberté apporte un sentiment de sécurité et de paix, vous permettant de consacrer plus de temps à des choses qui comptent vraiment.

L'indépendance financière a un impact considérable sur votre style de vie et vos choix. Soudain, vous avez la possibilité d'explorer des possibilités de carrière qui correspondent à vos intérêts, et pas seulement à votre salaire. Peut-être avez-vous souhaité changer de cap et travailler dans un domaine plus épanouissant. Grâce à l'indépendance financière, vous pouvez franchir le pas sans craindre l'instabilité financière. Elle vous ouvre également les portes d'activités de loisirs que vous aviez mises en veilleuse. Imaginez que vous fassiez ce voyage tant attendu vers la destination dont vous avez toujours rêvé ou que vous consacriez plus de temps à des loisirs qui vous procurent de la joie. Le monde devient votre huître lorsque les contraintes financières ne vous lient plus.

Pour atteindre l'indépendance financière, il faut adopter une approche stratégique. Une méthode efficace consiste à adopter des stratégies d'épargne et d'investissement agressives. Cela peut signifier mettre de côté une part importante de votre revenu chaque mois ou se lancer dans des opportunités d'investissement qui promettent de bons rendements au fil du temps. C'est comme planter des graines qui finiront par donner une récolte abondante. La réduction des dépenses inutiles joue également un rôle crucial. Examinez de plus près vos habitudes de dépenses et identifiez les domaines dans lesquels vous pouvez réduire vos dépenses. Cela peut être aussi simple que de préparer votre café du matin à la maison ou d'annuler des abonnements rarement utilisés. Ces ajustements mineurs peuvent se transformer en économies importantes au fil du temps, vous rapprochant de la liberté financière.

Prenons un moment pour nous inspirer de ceux qui ont atteint l'indépendance financière. Pensons aux histoires de retraités précoces qui ont raccroché leurs bottes de travail plus tôt que la plupart des gens. Ils attribuent souvent leur succès à une épargne disciplinée et à des investissements intelligents. Prenez Sarah, par exemple, qui a pris sa retraite à 45 ans après des années de planification stratégique. Au lieu de suivre le chemin traditionnel, elle a donné la priorité aux investissements et a minimisé ses frais de subsistance. Aujourd'hui, elle passe ses journées à faire de la randonnée et du bénévolat, menant une vie qui reflète ses véritables passions.

John est un autre exemple inspirant : il a transformé son mode de vie en réduisant ses obligations financières et en se concentrant sur des actifs générateurs de revenus. Ces histoires nous rappellent que l'indépendance économique n'est pas un rêve irréaliste. Elle est réalisable avec le bon état d'esprit et les bonnes actions.

L'indépendance financière ne se résume pas à l'argent. Elle est aussi une question d'autonomie et de capacité à vivre sa vie selon ses propres conditions. En réfléchissant à ce chapitre, réfléchissez à la façon dont l'indépendance financière peut transformer votre vie et votre bien-être. N'oubliez pas qu'il ne s'agit pas seulement d'accumuler des richesses, mais de créer une vie qui correspond à vos valeurs et à vos aspirations. Lorsque vous construisez votre avenir financier, n'oubliez pas que le chemin est aussi important que la destination. Avec de la détermination et un plan bien conçu, vous pouvez atteindre une liberté financière qui améliore tous les aspects de votre vie.

CHAPITRE 6
Résilience émotionnelle et croissance personnelle

Soyons honnêtes : la vie ressemble parfois à un épisode sans fin de Survivor, où les défis se succèdent sans que les idoles de l'immunité ne soient visibles. Mais voici le problème : vous avez une arme secrète, et elle s'appelle un état d'esprit de croissance. Imaginez-vous, à la croisée des chemins de la quarantaine, avec le potentiel de transformer chaque obstacle en tremplin. Un état d'esprit de croissance, c'est comme avoir un couteau suisse mental équipé pour affronter les incertitudes et les opportunités qui se présentent à vous. Il croit que les capacités et l'intelligence peuvent être développées avec du temps et des efforts. C'est un contraste frappant avec l'état d'esprit fixe qui vous maintient dans une ornière, convaincu que vos compétences sont gravées dans la pierre et aussi immuables que votre jean préféré bien usé.

Le pouvoir d'un état d'esprit de croissance réside dans sa capacité transformatrice à changer votre perspective. Alors qu'un état d'esprit fixe voit un défi comme un mur de briques, un état d'esprit de croissance le voit comme un mur d'escalade, chaque prise étant une opportunité d'apprendre et de grandir. Ce changement ne se résume pas seulement à une vision positive ; il s'agit d'un changement fondamental dans la façon dont vous abordez la vie. C'est comme passer d'un téléviseur noir et blanc à un écran HD couleur. Soudain, tout est plus lumineux, plus transparent et rempli de possibilités. Adopter un état d'esprit de croissance peut vous rendre plus adaptable au changement, tel un caméléon dans un kaléidoscope, en vous fondant sans effort dans de nouveaux environnements et expériences. Il améliore les capacités de résolution de problèmes, vous transformant en gymnaste mental, parcourant les solutions rapidement et de manière créative.

Adopter un état d'esprit de croissance ne se fait pas du jour au lendemain. C'est un parcours qui commence par la remise en question de ces croyances ennuyeuses qui vous limitent. Vous connaissez ces petites voix qui vous murmurent : « Tu es trop vieux pour ça » ou « Tu n'y arriveras jamais ». Au lieu de laisser ces pensées prendre le dessus, commencez à les remettre en question. Demandez-vous : « Est-ce vrai ou est-ce juste une histoire que je me raconte ? » Encouragez l'apprentissage continu et la curiosité, car le monde est comme un bac à sable géant ; il y a toujours plus à découvrir. Inscrivez-vous à un cours, lisez un livre ou discutez même avec une personne différente de vous. Chaque nouvelle expérience est un élément de base pour votre boîte à outils mentale.

Examinons quelques exemples de réussite réelle pour voir la magie d'un état d'esprit de croissance en action. Rencontrez John, qui a commencé sa carrière dans la finance mais a toujours eu une passion pour la photographie. À 50 ans, il a décidé de s'y consacrer sérieusement, en suivant des cours et en expérimentant de nouvelles techniques. Sa volonté d'apprendre et de s'adapter l'a conduit à une carrière réussie en tant que photographe indépendant, capturant des moments qui racontent des histoires. Ensuite, il y a Linda, qui travaillait dans le commerce de détail et se sentait coincée. Adoptant un état d'esprit de croissance, elle s'est inscrite à des cours en ligne et a appris la conception de sites Web. Aujourd'hui, elle prospère, dirige sa petite entreprise et conçoit des sites Web pour des entreprises locales. Ces histoires montrent qu'il est toujours possible de changer de cap, d'adopter la nouveauté et de trouver l'épanouissement dans des endroits inattendus.

Exercice : journal de bord sur l'état d'esprit de croissance

Prenez un moment pour réfléchir à votre défi et à la façon dont vous l'avez abordé chaque jour. L'avez-vous considéré comme un obstacle ou une opportunité ? Notez toutes les croyances limitantes qui ont fait surface et contestez-les avec des preuves de réussites passées. Fixez-vous un petit objectif encourageant l'apprentissage et la croissance, et suivez vos progrès au fil du temps. Cette pratique peut aider à renforcer un état d'esprit de croissance, en le transformant en une partie naturelle de votre processus de réflexion.

Nous voici donc à la limite du possible. Avec un état d'esprit de croissance, vous pouvez avancer et explorer de nouveaux territoires sans craindre l'échec. Acceptez l'incertitude, car c'est la toile sur laquelle vous peindrez le prochain chapitre de votre vie.

6.1 | Gérer l'anxiété et le stress de la quarantaine

Il est indéniable que la quarantaine peut parfois donner l'impression de jongler avec des torches enflammées tout en conduisant un monocycle. L'anxiété et le stress surgissent comme des mauvaises herbes dans un jardin, souvent enracinés dans des préoccupations liées au vieillissement et à la santé. Vous commencez à remarquer ces petits maux et douleurs qui n'étaient pas là avant, et soudain, chaque élancement semble être un signe avant-coureur de malheur. Le spectre des problèmes de santé se profile à l'horizon et il est facile de se retrouver à s'inquiéter de choses qui semblaient sans importance dans votre jeunesse. Viennent ensuite les pressions financières et professionnelles, ces rappels ennuyeux que les années d'or ne sont pas aussi loin qu'elles le semblaient autrefois. Vous pourriez vous demander si vous avez suffisamment économisé, si votre carrière est sur la bonne voie ou s'il est temps de changer de cap. Ces pensées peuvent créer un tourbillon de stress qui semble sur le point d'échapper à tout contrôle.

Mais ne vous inquiétez pas, il existe des moyens de gérer ces facteurs de stress et de les empêcher de prendre le dessus sur votre vie. L'une des techniques les plus simples mais les plus efficaces consiste à pratiquer des exercices de respiration profonde. Imaginez que vous êtes un ballon qui se dégonfle, libérant lentement la tension à chaque expiration. Trouvez un endroit calme, fermez les yeux et inspirez profondément par le nez, en laissant votre ventre se remplir comme un ballon. Retenez votre souffle un instant, puis expirez lentement par la bouche. Répétez cette opération plusieurs fois et sentez la tension fondre. C'est comme si vous appuyiez sur le bouton de réinitialisation de votre niveau de stress, ce qui vous calme dans le chaos. Il est également essentiel de prévoir régulièrement des moments de relaxation. Tout comme vous ne sauteriez pas de repas, profitez du temps consacré à la détente. Que vous lisiez un livre, que vous marchiez ou que vous soyez simplement assis en silence, faites-en une priorité. Ce temps d'arrêt peut recharger vos batteries mentales et vous offrir une pause bien nécessaire face aux exigences de la vie quotidienne.

Les stratégies cognitivo-comportementales peuvent faire des merveilles pour gérer l'anxiété. Elles consistent à restructurer ces schémas de pensée négatifs qui peuvent dégénérer en crises d'angoisse. Lorsque vous pensez : « Je suis trop vieux pour ça », remettez-le en question en vous rappelant vos réussites passées. Les distorsions cognitives, ces pensées sournoises et irrationnelles qui vous indiquent que vous n'êtes pas assez bon, peuvent être identifiées et traitées avec la pratique. En recadrant ces pensées, vous prenez le contrôle de votre récit, l'éloignant du gouffre du désespoir et le ramenant sur la terre ferme. Ces techniques sont comme une boîte à outils mentale qui vous aide à démanteler l'anxiété pièce par pièce.

Bien sûr, il y a des moments où l'entraide ne suffit pas, et c'est tout à fait normal. Chercher un soutien professionnel, comme des thérapeutes ou des groupes de soutien, peut vous guider dans cette démarche. Vous avez besoin d'un espace sûr pour explorer vos pensées et vos sentiments avec quelqu'un qui comprend. C'est comme avoir un coach personnel qui vous aide à naviguer dans les complexités de la vie, en vous offrant des idées et des stratégies adaptées à vos besoins. Les groupes de soutien vous mettent en contact avec d'autres personnes qui rament dans le même bateau, localement ou en ligne. Partager des expériences et apprendre les uns des autres peut être réconfortant et éclairant, vous rappelant que vous n'êtes pas seul. Les avantages de la thérapie vont au-delà de la simple gestion de l'anxiété ; ils peuvent améliorer votre bien-être général, vous aidant à mener une vie plus équilibrée et plus épanouissante.

L'anxiété et le stress de la quarantaine peuvent sembler être des invités indésirables, mais avec la bonne approche, vous pouvez leur montrer la porte. En intégrant ces techniques à votre routine, vous serez mieux équipé pour faire face à tout ce que la vie vous réserve.

6.2 | Le pouvoir de la réflexion et de l'auto-évaluation

Imaginez-vous devant un miroir, non pas pour juger les cheveux grisonnants ou les rides d'expression qui se sont accentuées, mais pour scruter les profondeurs de vos expériences et de vos aspirations. C'est l'essence même de l'introspection, une pratique silencieuse mais puissante qui peut vous permettre de mieux vous connaître et de vous épanouir personnellement. C'est comme si vous regardiez la feuille de route de votre vie, en reconnaissant les rebondissements, les arrêts au stand de succès et les mauvais virages occasionnels. En réfléchissant aux réalisations passées, vous vous souvenez des montagnes que vous avez escaladées, des moments où vous vous êtes tenu au sommet, les bras levés en signe de triomphe victorieux. Et oui, cela inclut de reconnaître les échecs, ces moments où vous avez rencontré un obstacle et appris que le monde n'était pas terminé mais qu'il vous offrait plutôt une leçon précieuse enveloppée d'humilité.

Se plonger dans l'introspection peut souvent sembler intimidant, comme ouvrir un placard rempli de trésors oubliés et de quelques squelettes. Mais n'ayez crainte, car il existe des outils pour vous guider dans ce processus, des méthodes qui agissent comme une boussole dans l'expédition de la conscience de soi. Une analyse SWOT, couramment utilisée dans les entreprises, peut être réutilisée comme un outil personnel pour évaluer vos forces, vos faiblesses, vos opportunités et vos menaces. Imaginez-la comme un inventaire personnel, où vous faites le point sur vos points forts, vos points faibles, les risques d'être pris au piège et les obstacles qui se cachent dans l'ombre. Parallèlement à cela, envisagez d'adopter un journal de réflexion. Il ne s'agit pas seulement de raconter votre journée comme une entrée de journal banale, mais de poser des questions de sondage telles que « Qu'ai-je appris aujourd'hui ? » ou « Comment ai-je répondu aux défis ? » Ces questions peuvent conduire à des révélations, des moments où le brouillard se dissipe et où votre chemin devient un peu plus visible.

La réflexion régulière devient votre boussole, vous guidant vers une meilleure prise de décision et une définition plus claire des objectifs. Considérez cela comme un nettoyage du pare-brise de votre esprit, en éliminant les taches de doute et de distraction qui obscurcissent votre vision. En prenant le temps de réfléchir, vous gagnez en clarté sur vos objectifs de vie, ces aspirations qui sont parfois noyées par le vacarme des exigences quotidiennes. Cette clarté éclaire vos décisions, vous permettant de naviguer dans la vie avec détermination et intention. Au lieu de dériver au fil des semaines et des mois, vous dirigez avec confiance, sachant où vous allez et pourquoi. C'est comme avoir un GPS personnel, recalculant et redirigeant selon les besoins, mais vous gardant toujours sur la bonne voie.

Pensez à des séances mensuelles de révision personnelle lorsque vous avez besoin d'un peu de structure pour votre réflexion. Prenez le temps de vous asseoir avec vos pensées, peut-être avec une tasse de café et un coin tranquille, et passez en revue le mois écoulé. Qu'est-ce qui s'est bien passé ? Qu'aurait-on pu améliorer ? Quelles sont vos intentions pour le mois prochain ? Cette pratique encourage l'introspection, une pause dans l'agitation pour évaluer et réévaluer. La méditation peut également être un puissant allié pour favoriser la conscience de soi. C'est la pratique d'être présent, d'observer ses pensées sans jugement, comme regarder les nuages passer par une journée venteuse. La méditation vous invite à explorer le paysage intérieur de votre esprit et à comprendre le flux et le reflux de vos pensées et de vos émotions.

En vous engageant dans ces pratiques réflexives, vous pourriez voir émerger des idées, comme des trésors cachés qui attendent d'être découverts. À chaque séance, vous retirez une autre couche, découvrant des vérités sur vous-même qui étaient peut-être obscurcies par la frénésie de la vie. Il ne s'agit pas de se contempler le nombril ou de se perdre dans l'introspection. Il s'agit de vous doter des connaissances et de la conscience nécessaires pour vivre plus pleinement et faire des choix qui correspondent à vos valeurs et à vos aspirations. Réfléchir régulièrement n'est pas seulement une habitude ; c'est un voyage vers la compréhension et l'acceptation de qui vous êtes et vers l'effort de devenir.

6.3 | Surmonter la peur de ne pas être pertinent

Imaginez la situation : vous êtes assis à votre bureau, entouré de collègues qui semblent avoir l'énergie d'écureuils sous caféine, discutant des dernières tendances technologiques avec l'enthousiasme que vous réservez à un bon steak. Vous ne pouvez pas vous empêcher de vous demander si vous n'êtes pas en train de devenir obsolète, comme un vieux magnétoscope dans un monde de services de streaming. Cette peur de ne pas être pertinent nous accompagne au quotidien à l'âge mûr. C'est comme avoir une ombre qui se profile à l'horizon à chaque fois que la dynamique du lieu de travail change, suscitant des doutes et diminuant l'estime de soi. Alors que les bureaux évoluent avec les jeunes talents et les nouvelles technologies, il est facile de se sentir laissé pour compte, comme un artefact déplacé dans un musée moderne. Mais ne vous inquiétez pas, vous n'êtes pas seul dans ce cas.

Pour rester dans la course, il faut accepter le changement plutôt que de le craindre. Considérez-le comme un appel à l'action, un coup de pouce pour diversifier vos compétences et améliorer votre jeu. Imaginez-vous comme un couteau suisse, polyvalent et prêt à tout. Commencez par identifier les domaines dans lesquels vous pouvez élargir votre expertise. Il est peut-être temps de vous attaquer à ce logiciel que vous évitez ou de suivre une formation dans un nouveau domaine. Améliorer vos compétences ne consiste pas à devenir un expert en tout, mais à ajouter de nouveaux outils à votre boîte à outils. Et tant qu'à faire, n'ayez pas peur des dernières technologies. Adoptez-les comme un vieil ami que vous n'avez pas vu depuis des années. Qu'il s'agisse de maîtriser une nouvelle application ou de vous plonger dans les médias sociaux, ces compétences peuvent vous permettre de rester dans la boucle et de faire de vous un atout dans n'importe quel contexte.

L'adaptabilité est un autre élément essentiel pour lutter contre l'inutilité. Considérez l'adaptabilité comme un cours de yoga mental, qui étire votre esprit pour accueillir de nouvelles idées et expériences. Il s'agit d'être ouvert au changement comme un voilier qui ajuste ses voiles pour attraper une nouvelle brise. Lorsque vous restez flexible, vous devenez un atout précieux qui peut pivoter et prospérer. La capacité d'adaptation vous empêche de stagner, vous assurant d'être toujours prêt à saisir de nouvelles opportunités. Adopter un état d'esprit de curiosité, où vous recherchez activement de nouvelles expériences et connaissances, peut changer la donne. C'est comme donner à votre cerveau une dose d'adrénaline, le garder vif et prêt à affronter tout ce qui se présente à vous.

Pensez aux histoires de personnes qui ont réussi à rester influentes malgré le temps qui passe. Prenons par exemple l'histoire d'un responsable marketing chevronné qui, au lieu de résister à la vague numérique, s'est lancé à corps perdu dans la compréhension des tendances en ligne et l'analyse de données. Il est resté pertinent en s'associant à des membres plus jeunes de l'équipe et en apprenant les ficelles du marketing numérique. Il est devenu un mentor, comblant le fossé entre les générations. Ou pensez à la journaliste chevronnée qui a adopté le podcast comme nouveau média, en utilisant sa riche expérience pour proposer un contenu convaincant dans un format moderne. Ces exemples nous rappellent que l'âge et l'expérience peuvent être des atouts puissants combinés à une volonté d'adaptation et d'apprentissage.

Il ne s'agit pas de changer qui vous êtes, mais d'évoluer avec le temps, comme un bon vin qui ne fait que s'améliorer avec l'âge. La peur de ne pas être pertinent ne doit pas être une ombre menaçante. Au contraire, elle peut être le catalyseur qui vous propulse vers de nouveaux territoires où votre expérience est valorisée et votre présence irremplaçable. Alors, respirez profondément, éliminez vos doutes et avancez avec confiance vers l'avenir.

6.4 | Adopter la positivité et le changement

Le changement est souvent perçu comme un invité inattendu qui débarque au moment le plus inopportun. Mais que se passerait-il si vous l'accueilliez à bras ouverts, en le considérant non pas comme un intrus mais comme une opportunité de croissance ? En envisageant le changement de manière positive, vous ouvrez des portes qui auraient pu rester fermées au développement personnel. Repensez aux transitions passées : le changement d'emploi que vous redoutiez, le déménagement dans une nouvelle ville. Elles vous ont probablement appris plus sur vous-même que n'importe quelle situation stagnante. Ces expériences ont peut-être été difficiles, mais aussi de précieuses courbes d'apprentissage. Adopter cet état d'esprit transforme le changement d'une perspective intimidante en une chance d'évoluer, comme une chenille qui se transforme en papillon.

Mais comment cultiver cette positivité insaisissable ? Une approche consiste à commencer un journal de gratitude. Chaque jour, notez quelques choses pour lesquelles vous êtes reconnaissant. Cela peut être aussi simple qu'une journée ensoleillée ou une bonne tasse de café. Cette pratique déplace votre attention de ce qui ne va pas vers ce qui va bien, comme si vous régliez une radio statique sur votre chanson préférée. Au fil du temps, vous constaterez que votre vision commence à changer. Les affirmations positives font également des merveilles. Placez-vous devant le miroir et dites-vous : « Je suis capable de gérer le changement » ou « J'accueille les nouvelles opportunités ». Cela peut sembler étrange au début, mais ces mots ont du pouvoir. Ils peuvent reprogrammer votre cerveau, vous aidant à aborder la vie avec optimisme et résilience.

La positivité ne se résume pas à se sentir joyeux, elle permet également de développer une résilience émotionnelle. Une attitude positive agit comme un tampon, absorbant les chocs des inévitables revers de la vie. Imaginez-la comme un coussin mental, adoucissant les coups pour que vous puissiez rebondir plus fort. Lorsque vous restez positif, vous vous remettez des revers avec optimisme. C'est comme tomber sur une pile d'oreillers plutôt que sur un sol dur. Vous vous relevez, vous vous dépoussiérez et continuez d'avancer. Cette résilience est essentielle, car elle vous empêche de vous laisser dérailler par chaque obstacle sur la route. Au lieu de cela, vous considérez ces obstacles comme faisant partie du voyage, ce qui rend chaque victoire encore plus agréable.

Pensez aux histoires de ceux qui ont accueilli le changement avec positivité. Prenez Sarah, une femme qui a perdu son emploi de manière inattendue. Au lieu de se lamenter, elle a saisi l'occasion de se consacrer à sa passion pour la pâtisserie. Elle a ouvert une petite boulangerie dans sa cuisine, qui est devenue une entreprise prospère. Puis il y a Mark, qui, après un problème de santé, a décidé de se concentrer sur son bien-être. Il a adopté un mode de vie plus sain et court désormais des marathons, inspirant ainsi les autres. Ces transformations ont pris du temps et ont été difficiles.

Cependant, en considérant le changement comme un allié plutôt qu'un ennemi, Sarah et Mark ont trouvé de nouvelles voies qui leur ont apporté joie et épanouissement. Leurs histoires nous rappellent que nous nous ouvrons à un monde de possibilités lorsque nous acceptons le changement.

6.5 | Développer la confiance en soi à la cinquantaine

Parlons de confiance en soi. Cette qualité insaisissable semble parfois aussi glissante qu'un savon dans une douche chaude. La confiance en soi passe au second plan à l'âge mûr, une période où la sagesse devrait idéalement transparaître. Pourquoi ? Un mot : les comparaisons. Il est facile de tomber dans le piège de se mesurer à des pairs plus jeunes, ces visages frais qui semblent avoir une énergie débordante et une compréhension innée des dernières tendances technologiques. Soudain, vos réalisations semblent être de l'histoire ancienne, éclipsées par la vigueur de la jeunesse. Mais le problème est que la confiance en soi ne consiste pas à suivre les autres. Il s'agit d'accepter qui vous êtes, avec vos rides et tout le reste.

Renforcer sa confiance en soi n'est pas une tâche herculéenne. Il faut commencer par reconnaître et célébrer les petites réalisations. Imaginez chaque réussite, aussi petite soit-elle, comme une brique dans les fondations de votre estime de soi. Avez-vous enfin réparé ce robinet qui fuit ? C'est une victoire. Vous avez réussi à traverser une réunion sans que votre esprit ne s'égare ? Considérez cela comme une victoire. En reconnaissant ces moments, vous construisez un réservoir de renforcement positif qui renforce votre confiance au fil du temps. Fixez-vous des objectifs personnels qui correspondent à vos valeurs et à vos passions. Ces objectifs n'ont pas besoin d'être monumentaux : ils peuvent être aussi simples qu'apprendre une nouvelle recette ou s'engager à faire une promenade quotidienne. Atteindre ces objectifs donne un sentiment de but et de progrès, renforçant votre confiance en vos capacités.

L'autocompassion est un autre élément essentiel de la confiance en soi. Il s'agit de vous traiter avec la gentillesse et la compréhension dont vous feriez preuve envers un ami cher. Lorsque vous trébuchez, comme nous le faisons tous, résistez à l'envie de vous critiquer. Rappelez-vous plutôt que les erreurs font partie de l'expérience humaine. Cette approche douce aide à adoucir la dureté de l'autocritique, permettant à la confiance de prendre racine. Imaginez que vous avez un coach intérieur qui vous soutient et vous encourage à vous ressaisir et à réessayer. En cultivant l'autocompassion, vous créez un environnement où la confiance peut s'épanouir, sans être encombrée par des attentes irréalistes.

Pensez aux histoires de personnes qui ont trouvé le succès et la confiance en soi plus tard dans la vie. Prenez Ray Kroc, qui avait la cinquantaine lorsqu'il a transformé McDonald's en une franchise mondiale. Ou Vera Wang, qui a rejoint l'industrie de la mode à 40 ans et est devenue une marque connue de tous. Ces personnalités publiques nous rappellent que la confiance en soi n'est pas réservée aux jeunes ; c'est une qualité qui peut se développer et s'épanouir à tout âge. Leurs parcours montrent que l'âge n'est qu'un chiffre et que la confiance peut être construite, entretenue et célébrée à n'importe quelle étape de la vie.

Au milieu de la vie, pour développer sa confiance en soi, il ne s'agit pas tant de faire ses preuves auprès des autres que d'accepter ses forces et ses expériences uniques. Il s'agit de reconnaître que votre valeur n'est pas diminuée par l'âge, mais enrichie par la sagesse et la résilience que vous avez acquises. Alors, lorsque vous abordez ce chapitre, n'oubliez pas que la confiance en soi est un voyage, pas une destination. Célébrez vos victoires, soyez indulgent avec vous-même et inspirez-vous de ceux qui ont parcouru le chemin avant vous. À chaque pas, la confiance en soi devient un compagnon inébranlable, prêt à vous soutenir dans votre exploration de nouveaux horizons.

CHAPITRE 7
Créer un héritage et une contribution

Je me souviens d'être assis sur le porche avec mon grand-père, perché sur de vieilles chaises grinçantes. Il me racontait des histoires de sa jeunesse qui semblaient remonter à la nuit des temps. Je l'écoutais, captivé, tisser des leçons dans des histoires d'aventures et de méfaits. Au cours d'un de ces après-midi de farniente, j'ai compris que les histoires que nous laissons derrière nous façonnent la façon dont les autres se souviennent de nous, comme des empreintes de pas dans le sable. Elles sont notre héritage, qui dure plus longtemps que les monuments les plus solides. Mais qu'est-ce qu'un héritage exactement ?

L'héritage, c'est bien plus que laisser derrière soi des biens matériels ou un nom sur une plaque. C'est une part de vous qui continue d'influencer le monde, comme les ondulations sur un étang. Il s'agit des valeurs et des croyances que vous transmettez. Pensez-y : quelle marque souhaitez-vous laisser sur le monde ? Est-ce de la gentillesse, comme une tasse de chocolat chaud par une journée froide ? Est-ce de l'intégrité, en vous tenant aussi droit et inflexible qu'un chêne ? Votre héritage, c'est la façon dont vous faites ressentir les autres et l'impact que vous avez sur leur vie. Ce sont les histoires qu'ils racontent sur vous quand vous n'êtes pas là, les leçons qu'ils en tirent.

Pour définir votre héritage, commencez par une introspection. Prenez un carnet, trouvez un endroit calme et posez-vous des questions. Quelles sont vos réalisations qui vous rendent le plus fier ? De quoi espérez-vous que les gens se souviendront de vous ? Réfléchissez à ces questions, en laissant vos pensées vagabonder comme une rivière sinueuse. Cet exercice ne consiste pas à élaborer un plan élaboré, mais à comprendre ce qui résonne en vous au plus profond de vous-même. Pensez aux personnes qui vous ont influencé : que vous ont-elles appris et comment ont-elles façonné votre parcours ? Leurs histoires pourraient inspirer l'héritage que vous souhaitez créer.

Un héritage ne se résume pas seulement à des dollars et des centimes. Bien sûr, les actifs financiers peuvent en faire partie, mais le véritable trésor réside dans les biens immatériels. Il s'agit de bâtir une réputation qui parle de gentillesse, comme une brise douce qui laisse une impression durable. Imaginez que l'on se souvienne de votre honnêteté inébranlable ou de votre capacité à unir les gens. Ces qualités sont plus durables que n'importe quelle richesse matérielle, gravant votre nom dans le cœur de ceux qui vous connaissent.

Inspirez-vous de ceux qui ont laissé un héritage extraordinaire. Pensez à des personnes comme Wangari Maathai, qui a fondé le Green Belt Movement, planté des millions d'arbres et donné du pouvoir aux femmes au Kenya. Son héritage de préservation de l'environnement et de justice sociale continue d'inspirer le changement, comme une graine qui se transforme en une immense forêt. Ou pensez aux philanthropes qui, le cœur ouvert, ont transformé des vies en finançant des initiatives dans le domaine de l'éducation et de la santé. Leur héritage est comme des étoiles dans le ciel nocturne, guidant les générations futures vers un avenir meilleur.

Exercice interactif : journalisation de l'héritage

Dans cet exercice, notez les éléments suivants dans votre journal pour explorer davantage votre héritage :

- Quelles sont vos trois valeurs principales à transmettre aux générations futures ?
- Quelles actions pouvez-vous entreprendre aujourd'hui pour commencer à construire cet héritage ?
- Écrivez une lettre à votre futur moi, en réfléchissant à la façon dont vous voulez qu'on se souvienne de vous.

Réfléchissez à ces entrées et revisitez-les périodiquement pour voir comment votre héritage évolue.

N'oubliez pas qu'un héritage n'a pas besoin d'être grandiose pour être significatif. De petites actions cohérentes, comme remplir un seau d'un robinet qui goutte, s'accumulent au fil du temps. Que vous plantiez des arbres, encadriez un jeune ou que vous viviez simplement avec authenticité, votre héritage prend déjà forme. C'est l'empreinte que vous laissez sur le monde, aussi unique qu'une empreinte digitale, qui résonne longtemps après votre disparition.

7.1 | Trouver l'épanouissement grâce à la contribution communautaire

Imaginez-vous vous promener dans votre quartier, saluer des visages familiers et ressentir un sentiment de connexion qui vous réchauffe comme une couverture douillette par une journée froide. C'est la magie de l'engagement communautaire. Donner en retour ne consiste pas seulement à aider les autres ; c'est aussi nourrir votre propre âme. Cela favorise un sentiment d'appartenance, comme faire partie d'une équipe où chacun joue un rôle essentiel. S'engager auprès de sa communauté améliore l'épanouissement personnel, procure un sentiment d'utilité et de connexion qu'il est difficile de trouver ailleurs. C'est comme découvrir un secret qui transforme votre routine quotidienne en une tapisserie d'interactions significatives.

Il existe d'innombrables façons de s'impliquer dans la communauté, chacune aussi unique que les individus qui y participent. Certaines personnes trouvent leur vocation en participant à des conseils ou à des comités locaux, façonnant le tissu même de leur communauté. Qu'il s'agisse de défendre de meilleurs parcs ou d'améliorer les écoles locales, ces rôles vous permettent d'avoir un impact direct sur le monde qui vous entoure. Soutenir des initiatives artistiques communautaires peut être incroyablement gratifiant pour ceux qui aiment la culture et les arts. Imaginez que vous aidiez à organiser une production théâtrale locale ou à financer des cours d'art pour les enfants. Ces activités enrichissent votre communauté et remplissent votre cœur de joie, comme une belle mélodie qui persiste longtemps après la fin de la musique.

Pour avoir un impact significatif, il est essentiel d'aligner vos contributions sur vos compétences et vos passions personnelles. Commencez par identifier les besoins de votre communauté : existe-t-il des domaines dans lesquels votre expertise peut faire la différence ? Peut-être avez-vous un don pour l'organisation et pouvez-vous aider à coordonner des événements locaux, ou peut-être votre sens financier peut-il vous aider à budgétiser des projets communautaires. L'essentiel est de faire correspondre vos compétences aux besoins de la communauté, en créant une synergie qui profite à toutes les personnes impliquées. C'est comme trouver la pièce de puzzle parfaite qui complète le tableau, apportant clarté et épanouissement à vos efforts.

Pensez aux histoires de personnes qui ont contribué de manière significative à leur communauté, laissant un impact durable qui résonne à travers le temps. Prenons par exemple un organisateur communautaire local qui a mobilisé ses voisins pour créer un jardin communautaire. Ce qui a commencé comme un lopin de terre négligé s'est rapidement transformé en un espace dynamique où les résidents pouvaient cultiver des aliments, s'informer sur le développement durable et nouer des relations. Pensez également à un activiste qui a défendu une cause qui lui tenait à cœur, comme l'amélioration de l'accès aux services de santé mentale. Ses efforts inlassables ont conduit à la création de groupes de soutien et de ressources qui ont amélioré d'innombrables vies.

Section de réflexion : Liste de contrôle de la participation communautaire

Créez une liste de contrôle pour évaluer vos contributions potentielles. Réfléchissez à vos compétences et à vos intérêts et identifiez les problèmes locaux qui vous touchent. Tenez compte des étapes suivantes :

- Énumérez vos compétences et domaines d'expertise.
- Recherchez des organisations et des initiatives locales qui correspondent à vos intérêts.
- Identifiez les problèmes ou les besoins de la communauté qui suscitent votre passion.
- Fixez-vous des objectifs réalistes pour votre implication, en tenant compte de votre temps et de vos ressources.

L'engagement communautaire est un outil puissant de croissance et d'épanouissement personnel. Il ne s'agit pas seulement de donner un coup de main, mais de créer des liens et de laisser une empreinte positive sur le monde qui vous entoure. En vous engageant dans des activités significatives et en alignant vos efforts sur vos passions, vous améliorez votre propre vie et contribuez au bien commun, transformant votre communauté en un lieu de chaleur et d'unité.

7.2 | Mentorat : transmettre la sagesse

Devenir mentor, c'est un peu comme passer le relais dans une course de relais. En transmettant votre expérience et vos connaissances, vous guidez quelqu'un d'autre et enrichissez votre vie. Il ne s'agit pas seulement de partager ce que vous savez, mais de créer un héritage de connaissances et de soutien. Pensez-y : les mentors ont le pouvoir de façonner des vies, en fournissant des conseils qui peuvent orienter la carrière et les choix de vie d'une personne. Ce processus est une voie à double sens où le mentor et le mentoré grandissent et apprennent. En tant que mentor, vous partagez vos histoires, les leçons que vous avez tirées de vos propres échecs et victoires, et vous offrez une perspective qui ne peut venir que d'années de navigation dans les hauts et les bas de la vie.

Pour être un mentor efficace, il est essentiel de définir des attentes et des objectifs clairs avec votre mentoré. C'est comme établir une carte pour un voyage en voiture, en s'assurant que tout le monde connaît la destination et les arrêts en cours de route. L'établissement de ces paramètres aide les deux parties à comprendre ce qu'elles espèrent accomplir. La définition de ces objectifs permet de maintenir la relation ciblée et productive, que ce soit en matière d'orientation professionnelle, de développement personnel ou d'amélioration des compétences. Fournir un retour d'information constructif est une autre pierre angulaire du mentorat. N'oubliez pas que le retour d'information ne consiste pas à critiquer, mais à aider quelqu'un à voir son potentiel et ses domaines d'amélioration. Offrez des encouragements tout au long du parcours, comme un coach sur le bord du terrain, en l'encourageant et en célébrant ses progrès. Il s'agit de construire une relation basée sur la confiance et le respect mutuel, où le mentor et le mentoré se sentent valorisés et entendus.

Être mentor ne consiste pas seulement à transmettre de la sagesse, c'est aussi une expérience transformatrice pour vous. En guidant quelqu'un d'autre, vous bénéficiez de nouvelles perspectives et idées de la part de la jeune génération. C'est comme avoir un aperçu d'un monde qui évolue à une vitesse fulgurante, ce qui vous permet de rester en éveil et de rester en phase avec les nouvelles idées et tendances. Cet échange d'idées peut raviver vos propres passions et vous inciter à explorer de nouvelles avenues. Le mentorat apporte également un profond sentiment de satisfaction et d'épanouissement, sachant que vous faites une différence dans la vie de quelqu'un. C'est l'occasion de réfléchir à votre parcours, de voir le chemin parcouru et d'apprécier les expériences qui vous ont façonné.

Pensez aux histoires de mentors qui ont laissé une marque indélébile sur ceux qu'ils ont guidés. Prenons par exemple le cas de ce chef d'entreprise chevronné qui a pris un jeune entrepreneur sous son aile. Grâce à des rencontres régulières et à des discussions franches, le mentor a aidé l'entrepreneur à surmonter les défis liés au démarrage d'une entreprise, en lui prodiguant des conseils sur tous les aspects, de la collecte de fonds à la constitution d'équipes. Ce mentorat a propulsé l'entrepreneur vers le succès et a enrichi la vie du mentor, qui a trouvé de la joie à voir son mentoré s'épanouir et avoir un impact positif sur le secteur. Pensez également à l'enseignante qui, au-delà de la salle de classe, a encadré des étudiants qui rêvaient de devenir enseignants. En partageant ses expériences et en offrant un soutien indéfectible, elle a inspiré une nouvelle génération d'enseignants qui font aujourd'hui une différence dans leurs classes.

Le mentorat est l'une de ces activités qui, tout en étant enrichissante, exige du dévouement et un désir sincère d'aider les autres à réussir. Il s'agit d'être présent, d'écouter et d'offrir des conseils pratiques et sincères. Il s'agit de créer un impact durable, une conversation à la fois, et de savoir que la sagesse que vous partagez aujourd'hui se répercutera sur la vie des autres demain. En tant que mentor, vous faites partie d'une histoire plus vaste, contribuant à un héritage de croissance et d'apprentissage qui s'étend bien au-delà de votre vie.

7.3 | Le bénévolat et ses avantages

Imaginez-vous vous réveiller un samedi matin avec un but qui ne consiste pas à faire des réparations dans la maison. Le bénévolat peut vous aider. C'est comme un ingrédient secret qui ajoute de la saveur à votre vie, offrant des avantages qui vont bien au-delà de l'acte immédiat d'aider les autres. Lorsque vous participez à des activités caritatives, vous ne faites pas que donner un coup de main, vous améliorez également votre santé mentale. C'est comme si vous aviez un regain d'humeur, une euphorie naturelle en sachant que vous avez fait une différence. Le bénévolat offre un sens de la vie difficile à trouver ailleurs, surtout lorsque l'on traverse les complexités de la cinquantaine. Il s'agit de sortir de sa bulle, de se connecter à une communauté plus large et de trouver de la joie dans l'expérience partagée de rendre le monde un peu plus lumineux.

Au-delà des avantages émotionnels, le bénévolat est un moyen fantastique d'acquérir de nouvelles compétences et d'acquérir des expériences qui pourraient vous surprendre. Avez-vous déjà pensé à apprendre à planter des arbres ou à apprendre à lire aux enfants ? Ces compétences sont plus que gratifiantes ; elles peuvent également vous rendre plus adaptable et débrouillard. Qu'il s'agisse de maîtriser une nouvelle technique lors d'un projet de nettoyage de l'environnement ou de découvrir la patience nécessaire pour donner des cours particuliers, chaque expérience ajoute un nouvel outil à votre boîte à outils en constante expansion. C'est comme retourner à l'école sans le stress des examens et avec en prime l'avantage d'aider les autres en cours de route.

Vous vous demandez peut-être par où commencer. La bonne nouvelle est que les possibilités de bénévolat sont aussi variées que vos intérêts. Si vous êtes passionné par l'environnement, envisagez de rejoindre une équipe de nettoyage locale. C'est l'occasion de vous salir les mains et de voir des résultats tangibles, comme un parc immaculé ou une plage sans déchets. Les programmes de tutorat et d'éducation offrent un débouché parfait pour ceux qui aiment enseigner ou encadrer. Imaginez partager vos connaissances et voir les yeux d'un élève s'illuminer de compréhension. Ces rôles vous permettent de transmettre votre sagesse tout en ayant un impact significatif sur la vie de quelqu'un.

Trouver la bonne opportunité de bénévolat ne doit pas nécessairement être une tâche herculéenne. Commencez par rechercher des organisations locales qui correspondent à vos valeurs et à vos intérêts. Consultez les babillards électroniques communautaires, les plateformes en ligne ou les groupes de médias sociaux locaux. Une fois que vous avez identifié des opportunités potentielles, fixez-vous des objectifs de bénévolat et établissez un emploi du temps adapté à votre style de vie. Il s'agit de trouver un équilibre qui vous permette de donner en retour sans vous sentir dépassé. Considérez cela comme un engagement envers vous-même et votre communauté, une promesse de contribuer d'une manière qui vous correspond.

Parlons de personnes qui ont trouvé leur épanouissement grâce au bénévolat. Prenons Jane, une bénévole de longue date qui a commencé par lire aux enfants dans sa bibliothèque locale. Ce qui a commencé comme un petit geste est devenu une passion pour la défense de l'alphabétisation. Au fil des ans, elle a organisé des collectes de livres, a aidé à construire des bibliothèques et a inspiré d'innombrables autres personnes à faire du bénévolat. Et puis il y a Tom, qui a trouvé sa vocation dans la conservation de l'environnement. Il a commencé par des nettoyages le week-end et dirige maintenant une équipe qui sensibilise les communautés aux pratiques durables. Ces personnes montrent que le bénévolat ne se résume pas seulement aux heures que vous consacrez à votre travail, mais aussi aux vies que vous touchez et à l'héritage que vous créez grâce à votre service désintéressé.

7.4 | Famille et héritage : construire des fondations solides

Imaginez-vous assis autour d'une table, les histoires coulent comme le vin dans votre verre. Les rires résonnent, se mêlant au doux tintement des couverts. Dans ces moments-là, vous réalisez que la famille est plus qu'un simple groupe lié par le sang. C'est une entité vivante, qui respire et qui est tissée par des histoires, des traditions et des valeurs communes. Cette tapisserie d'expériences partagées constitue la base d'un héritage familial, un cadeau que vous transmettez de génération en génération. Construire cet héritage ne consiste pas à amasser des richesses ou à laisser derrière vous de somptueux domaines. Il s'agit plutôt d'entretenir les liens qui nous unissent, de créer une base familiale solide qui offre soutien, conseils et amour.

Les traditions et les valeurs culturelles sont les fils conducteurs qui unissent cette tapisserie. Elles nous rappellent nos origines et nous procurent un sentiment d'appartenance et d'identité. Qu'il s'agisse d'un rituel de vacances, d'une recette familiale transmise de génération en génération ou d'une simple soirée de jeux hebdomadaire, ces traditions sont le ciment qui unit les familles. Elles créent un sentiment de continuité, reliant le passé au présent et à l'avenir. En transmettant ces traditions, vous ne préservez pas seulement la culture, mais vous donnez également aux générations futures les outils pour comprendre leurs racines et naviguer dans le monde avec un but précis.

Renforcer les liens familiaux demande de la volonté et des efforts. Les réunions ou rassemblements familiaux réguliers sont un excellent moyen de favoriser la proximité. Considérez-les comme des points de contrôle, des occasions de renouer et de faire le point sur la vie de chacun. Qu'il s'agisse d'un brunch du dimanche ou d'un barbecue mensuel, ces rassemblements offrent une occasion de partager, de rire et de créer de nouveaux souvenirs. La création d'un énoncé de mission familiale peut également contribuer à consolider vos valeurs et vos objectifs en tant qu'unité. Asseyez-vous ensemble et discutez de ce qui compte le plus pour vous en tant que famille. Quelles sont vos valeurs communes ? Qu'espérez-vous accomplir ensemble ? Cet exercice peut apporter clarté et cohésion, garantissant que tout le monde est sur la même longueur d'onde pendant que vous construisez votre héritage.

Les histoires jouent un rôle crucial dans la préservation de l'héritage familial. Partager des histoires et des récits familiaux, c'est comme ouvrir une capsule temporelle, offrir un aperçu de la vie de ceux qui nous ont précédés. Ces histoires sont porteuses de leçons, de sagesse et d'humour, offrant une riche mosaïque d'expériences qui enrichissent notre compréhension du monde. Encouragez les membres de votre famille à partager leurs histoires par écrit, par vidéo ou simplement en discutant. Documentez ces histoires et préservez-les pour que les générations futures puissent les chérir et en tirer des enseignements. Vous pourriez être surpris par la sagesse et les idées qui en ressortent, approfondissant votre appréciation de la mosaïque de l'histoire de votre famille.

Les familles ont travaillé de multiples façons pour préserver leur héritage, chacune aussi unique que les familles elles-mêmes. Certaines se lancent dans des projets de généalogie, reconstituant des arbres généalogiques qui remontent à plusieurs siècles. Ces efforts offrent un sentiment de connexion et de continuité, reliant le présent au passé. D'autres documentent le parcours de leur famille à travers des albums photo, des journaux ou des vidéos, capturant des moments qui pourraient autrement s'estomper avec le temps. Ces projets sont plus que de simples passe-temps ; ce sont des actes d'amour qui préservent les histoires et les valeurs qui définissent votre famille.

Construire un héritage familial crée une base qui soutient et guide les générations futures. Il ne s'agit pas seulement de préserver le passé, mais de créer un avenir rempli d'amour, de compréhension et de connexion. À travers les traditions, les récits et les liens intentionnels, vous tissez une tapisserie qui sera chérie pendant des années. C'est un héritage vivant qui grandit et évolue avec chaque nouvelle génération, offrant un sentiment d'identité et d'appartenance qui transcende le temps.

7.5 | Vivre une vie pleine de sens et d'impact

Pensez à votre routine quotidienne. Il est facile de se laisser emporter par le tourbillon de la vie, de passer d'une tâche à l'autre comme un hamster dans sa roue. Mais que se passerait-il si vous vous demandiez : « Pourquoi est-ce que je fais ça ? » Vivre de manière intentionnelle consiste à faire des choix qui reflètent vos valeurs et vos objectifs personnels.

Il s'agit de définir des intentions pour vos actions. Avant de plonger dans le chaos chaque matin, prenez un moment pour décider de ce qui compte le plus pour cette journée. Il peut s'agir de passer du temps avec votre famille, de vous attaquer à un projet professionnel difficile ou de savourer un moment de calme avec un bon livre. Ces petites décisions, comme fixer le cap d'un navire, vous permettent de vous diriger vers une vie qui a du sens pour vous.

Pour avoir un impact, il n'est pas nécessaire de faire de grands gestes. Commencez par défendre des causes qui vous tiennent à cœur. Il peut s'agir de la préservation de l'environnement, du soutien aux entreprises locales ou de la sensibilisation à la santé mentale. Ces efforts ne profitent pas seulement aux autres ; ils enrichissent votre propre vie, en ajoutant des niveaux de but et de satisfaction. Collaborer à des projets d'amélioration communautaire est une autre façon de faire la différence. Qu'il s'agisse d'organiser un nettoyage de quartier ou de faire du bénévolat dans un refuge local, ces projets incitent les personnes qui vous entourent à s'impliquer. C'est comme planter des graines dans un jardin : vous ne verrez peut-être pas de résultats immédiats, mais vos actions se transformeront en changements positifs au fil du temps.

La beauté des actions positives réside dans leur capacité à inspirer des changements plus vastes. Lorsque vous donnez l'exemple, vous montrez aux autres ce qui est possible. C'est comme allumer une bougie dans une pièce sombre : bientôt, d'autres allumeront la leur et, avant longtemps, vous serez entouré de chaleur et de lumière. Vos efforts, aussi modestes soient-ils, peuvent motiver les autres à agir, créant une réaction en chaîne qui s'étend bien au-delà de votre cercle immédiat. Pensez aux personnes qui vous ont inspiré dans votre propre vie. Souvent, ce ne sont pas seulement leurs paroles, mais leurs actions qui laissent une impression durable. En vivant intentionnellement et en vous efforçant d'avoir un impact, vous devenez un modèle à suivre pour les autres.

Pensez aux histoires de personnes qui ont fait une différence significative dans leur domaine ou dans leur communauté. Des gens comme Elon Musk, qui a révolutionné des industries grâce à son innovation et sa vision, ou Malala Yousafzai, qui est devenue un symbole de courage et de défense de l'éducation. Ces acteurs du changement démontrent qu'une seule personne peut faire la différence, en déclenchant des mouvements qui transforment les sociétés. Il n'est pas nécessaire d'être une icône mondiale pour créer le changement. Souvent, ce sont les héros locaux qui travaillent en silence pour améliorer leurs communautés et laissent les héritages les plus significatifs.

Vivre une vie pleine de sens et d'impact ne se résume pas à être parfait ou à avoir toutes les réponses. Il s'agit d'être présent, de faire des choix qui correspondent à vos valeurs et de prendre des mesures, même minimes, pour rendre le monde meilleur. Il s'agit de se réveiller chaque jour avec un objectif, en sachant que vos actions comptent. Lorsque vous explorez des façons de vivre intentionnellement, n'oubliez pas que ce n'est pas la taille de votre impact qui compte, mais le cœur qui l'anime. En fin de compte, l'intention et l'effort comptent, créant une vie qui résonne avec sens et laisse une empreinte positive sur votre monde.

CHAPITRE 8

La renaissance sociale et personnelle

Imaginez-vous : c'est un samedi matin et au lieu de vous plonger dans la routine habituelle des courses et des tâches ménagères, vous vous retrouvez dans une pièce baignée de soleil, entourée d'éclaboussures de couleurs vives. Vos mains sont un peu sales et vous ressentez un poids satisfaisant dans la poitrine lorsque vous réalisez que vous peignez pour la première fois depuis des années. Ou peut-être que vous êtes enfoui jusqu'aux genoux dans la terre, l'odeur de la terre vous enracinant tandis que vous plantez les graines du jardin dont vous avez toujours rêvé. C'est la magie des nouveaux passe-temps : de petites aventures qui insufflent un air frais dans nos vies, élevant le banal et le saupoudrant d'un sentiment d'émerveillement.

S'adonner à de nouvelles activités peut être comme découvrir une pièce cachée dans votre maison. Cela revigore votre vie, réduit le stress et ajoute une touche d'excitation à la routine quotidienne. Les loisirs stimulent la créativité, suscitent des idées et améliorent les capacités de résolution de problèmes (SOURCE 1). Passer un après-midi avec un appareil photo, à capturer le monde sous différents angles, aiguise votre concentration de manière inattendue. Le sentiment d'accomplissement qui accompagne l'apprentissage de quelque chose de nouveau s'apparente à celui de grimper une colline et d'admirer la vue : c'est un rappel de ce que vous êtes capable d'accomplir.

Trouver de nouveaux centres d'intérêt ne doit pas nécessairement être une tâche herculéenne. Commencez par explorer les ateliers ou les cours locaux qui piquent votre curiosité. Qu'il s'agisse de travail du bois, de poterie ou d'art numérique, ces environnements sont propices à l'apprentissage et à l'expérimentation. Ce sont comme des terrains de jeux pour adultes, où vous pouvez essayer différents chapeaux et voir lequel vous convient. Si vous avez besoin d'un style différent de celui de l'aventure, plongez dans les communautés et les forums en ligne. Ces espaces numériques offrent un trésor de ressources et de connexions où vous pouvez apprendre des autres et partager votre parcours. Il s'agit de trouver ce qui résonne en vous, comme frapper l'accord parfait sur une guitare.

Les loisirs sont plus que de simples passe-temps : ils favorisent la croissance personnelle et la découverte de soi. Ils enseignent la patience en apprenant à accepter le processus plutôt que de se précipiter vers la ligne d'arrivée. La persévérance devient une amie, vous poussant à surmonter les erreurs et les défis. Ces activités peuvent également créer un sentiment de communauté avec des personnes partageant les mêmes idées et la même passion que vous. Imaginez-vous nouer des liens autour d'un amour commun pour le jardinage, échanger des conseils sur le compostage ou discuter des meilleures plantes pour un coin ombragé. Les loisirs créent des liens, tissant une tapisserie d'expériences qui enrichissent votre vie.

Essayez la photographie ou l'art numérique, des outils créatifs qui offrent de nouvelles perspectives. Si vous aimez le plein air, le jardinage et les projets de vie durable peuvent vous reconnecter avec la nature tout en favorisant la pleine conscience et la relaxation. Ces loisirs nourrissent votre âme et contribuent à un mode de vie plus sain, réduisant le stress et améliorant le bien-être mental (SOURCE 1). Alors pourquoi ne pas planter cette première graine ou prendre cette première photo ? Chaque étape est une étape vers la révélation d'une nouvelle facette de vous-même.

Élément interactif : découvrez votre passe-temps

Prenez un moment pour réfléchir aux activités qui vous procurent de la joie ou vous intriguent. Créez une liste de passe-temps potentiels que vous avez toujours voulu essayer. Classez-les en fonction de leur accessibilité, de leur niveau d'intérêt et de leur potentiel de croissance personnelle. Une fois que vous avez réduit votre choix, engagez-vous à en explorer un pendant un mois. Documentez vos expériences, en notant tout changement d'humeur, de créativité ou de liens établis en cours de route.

Lorsque vous vous lancez dans de nouveaux passe-temps, n'oubliez pas qu'il ne s'agit pas d'atteindre la perfection, mais de ressentir la joie de la découverte et le plaisir d'essayer quelque chose en dehors de votre zone de confort. Alors, prenez ce pinceau, plantez cette graine ou rejoignez cette communauté en ligne. Vous pourriez ainsi découvrir une partie de vous-même dont vous ignoriez l'existence.

8.1 | Voyager et élargir ses horizons

Imaginez-vous au carrefour animé d'un marché de Marrakech, l'air chargé d'odeurs d'épices et de bruits de marchandages. Voyager ne consiste pas seulement à se rendre d'un point A à un point B ; c'est une expérience transformatrice qui élargit vos horizons et remet en question vos perceptions. Lorsque vous vous immergez dans diverses cultures et traditions, vous ouvrez votre esprit à un monde de possibilités et à de nouvelles façons de penser. C'est comme porter des lunettes de soleil trop sombres, ce qui vous permet de voir le monde dans des couleurs vives. Plus vous en apprenez sur les autres, plus vous devenez adaptable et ouvert d'esprit. Vous vous retrouvez à naviguer en toute confiance dans des rues inconnues, à apprendre à apprécier les différences et à comprendre qu'il y a de la beauté dans la diversité.

Planifier un voyage peut sembler intimidant, mais cela devient une partie passionnante de l'aventure avec un peu de préparation. Commencez par rechercher des destinations connues pour leurs expériences culturelles riches. Peut-être que les ruines antiques du Machu Picchu vous attirent, ou les rues historiques de Kyoto. Les sites Web, les blogs de voyage et les forums offrent une mine d'informations pour vous aider à décider où aller et quoi voir. La budgétisation est essentielle pour faire de vos rêves de voyage une réalité. Établissez un budget réaliste qui couvre tout, des vols et de l'hébergement aux repas et aux souvenirs. Pensez à utiliser des applications de voyage pour trouver des offres et suivre vos dépenses. Il s'agit de planifier intelligemment pour se concentrer sur l'expérience plutôt que sur le coût.

Différents types de voyages répondent à d'autres intérêts, vous permettant d'adapter vos voyages à vos envies. Si vous avez soif d'adrénaline, les voyages d'aventure pourraient être votre truc. Imaginez-vous faire une randonnée dans les jungles luxuriantes du Costa Rica ou faire du kayak dans les eaux glacées de la Patagonie. Pour les personnes soucieuses de l'environnement, l'écotourisme offre la possibilité d'explorer des merveilles naturelles tout en les préservant pour les générations futures. Les visites historiques peuvent vous transporter dans le temps, vous permettant de parcourir les rues pavées où l'histoire s'est écrite. Et pour les gourmands, les voyages culinaires offrent une délicieuse plongée au cœur des cultures locales. Imaginez-vous en train de savourer des pâtes faites maison en Italie ou de goûter à la cuisine de rue en Thaïlande.

Les voyages peuvent changer une vie. Prenons l'exemple de mon ami Dave, qui a décidé de parcourir l'Asie du Sud-Est en sac à dos après une transition de vie importante. Il s'est retrouvé à parcourir le Vietnam en moto, les cheveux au vent et la liberté à portée de main. Ce voyage a été rempli d'amitiés inattendues et de moments de lucidité qui l'ont aidé à trouver une orientation et la paix. Ou encore, prenons l'exemple d'Anne, qui a passé un mois à faire du bénévolat dans un village reculé du Pérou. Elle a raconté comment cette expérience a enrichi sa vie et lui a appris la valeur de la communauté et des liens. Ces histoires nous rappellent que voyager ne consiste pas seulement à découvrir de nouveaux endroits, mais aussi à découvrir de nouvelles facettes de nous-mêmes.

Alors faites vos valises, sortez de votre zone de confort et laissez le monde vous montrer ce qu'il a à offrir.

8.2 | Le concept de « Man Cave » : créer un espace personnel

De temps en temps, un homme a besoin d'un endroit où se retirer, d'un sanctuaire où il peut se débarrasser du poids du monde et être simplement lui-même. C'est là qu'entre en jeu le concept de « caverne d'homme ». Il ne s'agit pas seulement d'avoir un espace qui vous appartient, mais de créer un environnement qui favorise la détente et la créativité. Considérez-le comme une soupape de décompression pour le quotidien. Une caverne d'homme bien conçue agit comme un refuge pour soulager le stress, un endroit où vous pouvez vous détendre et oublier les problèmes de la journée. Ici, vous pouvez vous adonner à vos passions et exprimer votre individualité sans jugement. C'est votre toile, votre havre de paix. Que vous aimiez collectionner des disques vintage ou construire des modèles réduits d'avions, cet espace reflète qui vous êtes, offrant confort et sentiment de paix.

L'aménagement de votre man cave est un parcours personnel qui doit refléter vos intérêts et vos besoins. Commencez par réfléchir aux activités qui vous mettent le plus à l'aise. Aimez-vous le son apaisant d'une guitare ou le rythme méditatif de la peinture ? Intégrer des passe-temps et des collections est un excellent moyen de personnaliser votre espace. Imaginez des étagères garnies de vos livres préférés, des murs ornés de vos derniers projets artistiques ou un coin dédié à votre précieuse collection de cartes de baseball. Pensez à aménager un bureau à domicile ou un studio de création dans votre man cave si vous travaillez à domicile. Un espace de travail dédié peut augmenter la productivité tout en offrant un changement de décor par rapport au travail de bureau habituel. L'aménagement doit être fonctionnel mais accueillant, vous encourageant à y passer du temps et à vous ressourcer.

Les bienfaits psychologiques d'un sanctuaire personnel sont considérables. La solitude peut réduire l'anxiété en offrant un tampon contre le chaos extérieur. Dans votre caverne d'homme, vous êtes le maître du domaine, libre de contrôler votre environnement. Ce sentiment de contrôle favorise l'ordre, apportant clarté et calme à votre esprit. C'est comme avoir une oasis mentale où le bruit du monde s'estompe, laissant place à l'introspection et à la créativité. Dans cet espace, vous pouvez relever les défis de la vie avec une vigueur renouvelée, armé de la clarté et de la concentration que seule la solitude peut offrir. Il s'agit d'échapper à la réalité, de se ressourcer et de se préparer à l'affronter de front en toute confiance.

Certaines des cavernes masculines les plus créatives illustrent l'étendue des possibilités. Prenons par exemple un studio de musique niché dans un sous-sol, avec des murs insonorisés et une collection d'instruments. Ici, le propriétaire trouve du réconfort en créant des mélodies et en expérimentant avec le son. Ou envisagez un atelier d'art, où l'odeur de la peinture et le toucher de la toile inspirent une créativité sans fin. Pour ceux qui recherchent un rajeunissement physique, une salle de sport à domicile peut changer la donne. Équipée de poids, de tapis et même d'un sac de frappe, elle offre un moyen pratique de rester en forme sans quitter la maison. Une salle de méditation peut offrir une évasion tranquille aux âmes les plus introspectives. Un éclairage doux, des sièges confortables et des parfums apaisants créent un environnement propice à la relaxation et à la pleine conscience.

La beauté d'une caverne d'homme réside dans sa capacité à transformer non seulement une pièce, mais aussi votre paysage mental. C'est un endroit où vous pouvez être le plus authentique possible, libre des contraintes du monde extérieur. Qu'il s'agisse du doux grattement d'une guitare, du tapotement rythmique d'un clavier ou du doux coup de pinceau d'un coup de pinceau, votre caverne d'homme devient un sanctuaire où la créativité et la paix règnent en maître.

8.3 | Construire un réseau social de soutien

Imaginez-vous : vous êtes à un barbecue, l'air est rempli de l'odeur des hamburgers grillés et vous riez avec un groupe d'amis qui vous ont accompagné dans les bons comme dans les mauvais moments. Ils vous ont vu dans les meilleurs comme dans les pires moments et sont toujours là. C'est le pouvoir d'un réseau social solidaire. Il ne s'agit pas seulement d'avoir des gens avec qui passer du temps ; il s'agit de créer un filet de sécurité qui vous rattrape lorsque la vie vous réserve des surprises. Ces liens améliorent votre bien-être émotionnel et votre bonheur, vous donnant un sentiment d'appartenance et de but. Ce sont eux qui se rassemblent autour de vous lors des défis personnels, vous offrant une oreille attentive ou un coup de main. C'est comme avoir votre propre équipe de pom-pom girls prête à vous soutenir dans les hauts et les bas de la vie.

Élargir son cercle social peut sembler intimidant, surtout si vous n'êtes pas naturellement extraverti. Mais ce n'est pas forcément le cas. Commencez petit en rejoignant des clubs ou des groupes d'intérêt qui correspondent à vos passions. Qu'il s'agisse d'un club de lecture, d'un groupe de randonnée ou d'une équipe sportive locale, ces rassemblements sont un terrain fertile pour nouer de nouvelles amitiés. Ils offrent un intérêt commun qui peut servir de brise-glace, permettant aux conversations de se dérouler naturellement. Le bénévolat pour des événements communautaires est un autre excellent moyen de rencontrer de nouvelles personnes. Qu'il s'agisse d'aider à une course de charité ou d'organiser une foire locale, le bénévolat vous met en contact avec des personnes qui partagent les mêmes idées et qui partagent votre désir de faire une différence. C'est comme construire des amitiés sur la base de valeurs et d'objectifs communs.

À l'ère du numérique, la technologie est un élément essentiel des réseaux sociaux. Les réseaux sociaux ne se limitent pas aux selfies et aux vidéos de chats ; ils constituent un outil puissant pour renouer avec de vieux amis et en rencontrer de nouveaux. Des plateformes comme Facebook et LinkedIn offrent la possibilité de raviver des amitiés qui se sont estompées au fil des ans. Un simple message peut rouvrir des portes et raviver des liens autrefois importants pour vous. Les groupes d'intérêt en ligne sont des pôles d'activité florissants, réunissant des personnes de tous horizons qui partagent vos passe-temps ou vos passions. Qu'il s'agisse d'un forum pour les passionnés de voitures classiques ou d'un groupe Facebook pour les brasseurs amateurs, ces communautés offrent un espace pour partager des expériences, poser des questions et nouer des relations. C'est comme avoir un réseau mondial d'amis à portée de main.

Prenons l'exemple de Mike, qui a transformé son amour de la photographie en un réseau social florissant. Après avoir rejoint un club de photographie local, il s'est retrouvé plongé dans une communauté de créatifs qui partageaient sa passion. Ils échangeaient des conseils, critiquaient le travail des autres et organisaient même des sorties en groupe pour capturer la photo parfaite. Au fil du temps, ces collègues photographes sont devenus des amis proches, s'offrant soutien et encouragements au sein et en dehors du club. Ou pensez à Sarah, qui a trouvé un sentiment d'appartenance dans un groupe de course local. Ce qui a commencé comme un moyen de rester en forme s'est transformé en un réseau d'amis qui se sont motivés mutuellement pour atteindre de nouveaux objectifs, à la fois sur la piste et dans la vie. Ces histoires mettent en évidence l'impact des loisirs partagés sur la création de liens profonds et significatifs.

Construire un réseau social solidaire ne consiste pas à accumuler une liste de connaissances. Il s'agit de cultiver des relations qui enrichissent votre vie et vous procurent un sentiment de communauté. Il s'agit de trouver les personnes qui célèbrent vos victoires et vous soutiennent dans les tempêtes. Que vous contactiez de vieux amis, que vous rejoigniez un nouveau groupe ou que vous vous immergiez dans une communauté en ligne, n'oubliez pas que ces connexions sont bien plus que de simples interactions sociales. Elles sont les fils qui tissent la trame d'une vie épanouissante, vous ancrant dans un monde en constante évolution.

8.4 | Se réinventer : la transformation de la quarantaine

Se réinventer au milieu de la vie, c'est comme appuyer sur le bouton d'actualisation de son navigateur personnel. C'est l'occasion de se débarrasser de la vieille peau des limites passées et d'accepter le changement, en envisageant l'avenir avec un enthousiasme renouvelé. Considérez cela comme une évolution personnelle, une occasion de vous redéfinir au-delà des rôles et des étiquettes que vous avez portés pendant des années. Il s'agit de reconnaître que ce que vous êtes ne doit pas dicter ce que vous serez. Beaucoup d'entre nous se sont enfermés dans des limites auto-imposées, comme la croyance qu'une fois que l'on atteint un certain âge, certaines portes se ferment définitivement. Mais qu'en est-il si ces portes n'attendent qu'un petit coup de pouce ?

Entamer une transformation à mi-vie est plus facile qu'il n'y paraît. Commencez par identifier les domaines qui méritent d'être modifiés. Il peut s'agir de votre carrière, de votre santé ou même de votre style. Faites le point sur ce qui fonctionne et ce qui ne fonctionne pas. C'est comme nettoyer un grenier encombré : vous ne pouvez faire de la place pour de nouveaux trésors qu'une fois que vous avez éliminé les reliques obsolètes. Une fois que vous avez identifié les domaines à améliorer, fixez-vous des objectifs et des étapes réalisables. Décomposez-les en petites étapes. Au lieu de dire : « Je veux changer de carrière », essayez de dire : « Je mettrai mon CV à jour d'ici la semaine prochaine » ou « Je m'inscrirai à un cours ». Ces objectifs de petite taille font de l'ascension de la montagne une série de randonnées gérables.

Les bienfaits psychologiques de la réinvention sont immenses. En vous engageant sur ce chemin de transformation, vous remarquerez probablement un regain de confiance et de satisfaction. C'est comme si le brouillard se dissipait, révélant un nouveau paysage de possibilités. L'estime de soi s'accroît lorsque vous savez que vous prenez le contrôle de votre récit, que vous l'orientez dans une direction qui reflète votre véritable moi. L'épanouissement suit le même chemin, car chaque étape franchie renforce votre capacité à vous adapter et à vous épanouir. La réinvention vous permet de redécouvrir des parties de vous-même qui auraient pu être enfouies sous des années de routine et de responsabilité. C'est un voyage de découverte de soi qui peut raviver votre passion pour la vie.

De nombreuses personnes ont adopté une nouvelle vie au milieu de leur vie, transformant ainsi leur vie de manière inspirante. Prenons par exemple Jeff, un ancien cadre d'entreprise qui a troqué son costume pour un tablier de chef. Il est passé des salles de réunion aux cuisines, transformant son amour pour la cuisine en une seconde carrière. Son histoire ne se résume pas à un changement de carrière : il s'agit de retrouver la joie de créer et de redécouvrir une passion perdue depuis longtemps. Prenons également l'exemple de Lisa, qui, après des décennies dans la finance, a décidé de poursuivre son rêve d'écrire. Elle a commencé par un blog et publié un livre, partageant sa sagesse avec un public plus large. Ces histoires démontrent que la réinvention n'est pas seulement possible : c'est un chemin vers la croissance et l'épanouissement personnels.

Se réinventer ne signifie pas repartir de zéro. Il s'agit plutôt de construire sur les fondations que vous avez déjà posées, en y ajoutant des couches d'expérience et de sagesse. Il s'agit de prendre les éléments de votre vie qui vous apportent de la joie et de les amplifier tout en laissant derrière vous ceux qui ne vous servent plus. Qu'il s'agisse d'un changement de carrière, d'un changement de style de vie ou simplement d'une nouvelle perspective, la transformation de mi-vie est votre opportunité de façonner une vie qui reflète votre moi authentique. Acceptez le processus, célébrez les petites victoires et rappelez-vous que le changement, bien que parfois intimidant, peut conduire aux chapitres les plus enrichissants de votre vie.

8.5 | Envisager l'avenir avec confiance

Imaginez que vous êtes à la croisée des chemins et que vous contemplez les différents chemins qui s'étendent devant vous. Certains vous sont familiers, d'autres sont nouveaux et tous recèlent un potentiel. Aborder l'avenir avec optimisme et confiance, c'est comme enfiler une paire de lunettes qui mettent en valeur les opportunités plutôt que les obstacles. Lorsque vous regardez le monde à travers ce prisme, les défis deviennent moins intimidants et ressemblent davantage à des énigmes en attente d'être résolues. Il est essentiel de se concentrer sur ce que vous pouvez accomplir plutôt que sur ce qui pourrait vous retenir. Cet état d'esprit remodèle votre perception de l'avenir, vous encourageant à faire des pas audacieux en avant sans les chaînes du doute.

Pour gagner en confiance, il faut d'abord adopter une attitude proactive face au changement. Considérez-le comme un élément naturel de la vie, et non comme un invité indésirable. Considérez le changement comme un partenaire de danse qui vous oblige à suivre le rythme, mais vous récompense par de nouveaux rythmes et de nouvelles étapes. Il est essentiel de faire preuve d'autocompassion. Nous nous traitons souvent avec moins de gentillesse que nous n'en avons envers les autres, alors inversez la tendance. Un dialogue intérieur positif n'est pas seulement un mantra de bien-être ; c'est un outil puissant qui peut faire passer votre dialogue intérieur de critique à encourageant. Imaginez-vous comme un entraîneur qui encourage un joueur – vous. Cet allié intérieur vous soutiendra dans les aléas de la vie.

Se fixer des objectifs est une autre pierre angulaire du développement de la confiance en soi. Se fixer des objectifs et les atteindre crée une boucle de rétroaction positive qui renforce votre confiance en vos capacités. C'est comme empiler des blocs, chaque succès constituant une fondation solide et flexible. Créer un tableau de visualisation peut vous aider à visualiser vos aspirations, à transformer des rêves abstraits en objectifs tangibles. Que vous souhaitiez gravir une montagne, écrire un livre ou améliorer votre routine quotidienne, avoir un rappel visuel vous permet de garder ces objectifs au premier plan. En cours de route, célébrez les petites victoires. Elles sont les tremplins qui mènent à des succès plus considérables, et les reconnaître alimente votre élan.

Pensez aux histoires de ceux qui ont fait face à l'adversité et en sont ressortis plus forts. Prenons l'exemple de Mark, qui, après avoir perdu son emploi, a décidé qu'il était temps de se consacrer à sa passion pour l'enseignement. Il est retourné à l'école, a obtenu ses diplômes et inspire désormais quotidiennement les jeunes esprits. Ou pensez à Lisa, qui a transformé une peur personnelle de santé en catalyseur de changement. Elle a adopté un mode de vie plus sain, a partagé son expérience en ligne et aide maintenant les autres à faire de même. Ces exemples montrent que la confiance ne signifie pas l'absence de peur ; elle signifie aller de l'avant malgré elle. Ces personnes ont affronté les défis de front, prouvant qu'une attitude confiante peut transformer les revers en retours en force.

Pour aborder l'avenir avec confiance, il ne suffit pas d'avoir toutes les réponses. Il faut aussi être prêt à les trouver. Il faut reconnaître que vous avez les outils pour affronter tout ce qui se présente à vous. La confiance n'est pas un trait fixe, c'est une compétence que vous pouvez cultiver et entretenir au fil du temps. Lorsque vous regardez vers l'avenir, n'oubliez pas que l'avenir est une toile ouverte qui n'attend que vous pour être peinte avec les couleurs que vous avez choisies. D'un coup de pinceau confiant, vous pouvez créer un chef-d'œuvre qui reflète vos espoirs, vos rêves et la personne que vous aspirez à devenir.

Conclusion

Et bien, nous voici arrivés à la fin de notre parcours commun. Si vous m'avez suivi dans cette exploration de la ménopause et de la transition de la quarantaine, félicitez-vous. Vous méritez une médaille ou un bon high five. Nous avons parcouru le paysage parfois déroutant, souvent hilarant et toujours éclairant des changements de la quarantaine. Nous avons couvert beaucoup de terrain, qu'il s'agisse de comprendre ces changements hormonaux sournois ou de s'attaquer aux obstacles psychologiques qui surgissent comme des mauvaises herbes dans un jardin.

Vous avez appris que la ménopause n'est pas seulement une blague, mais une étape naturelle de la vie avec ses propres défis. Nous avons parlé de la façon dont ces niveaux de testostérone peuvent chuter, vous donnant l'impression de faire des montagnes russes émotionnelles une minute et de vous endormir la minute suivante. Mais bon, la connaissance est un pouvoir, n'est-ce pas ? Vous savez maintenant que vous n'êtes pas seule et qu'une communauté d'hommes vit les mêmes choses.

Nous avons également évoqué l'importance de changer de vitesse en matière de santé et de bien-être. Vous envisagez probablement de vous lancer dans une marche rapide plutôt que de manger une troisième part de pizza. Les bienfaits d'une alimentation équilibrée et d'une activité physique régulière ne peuvent être surestimés. Vous vous souvenez de ces conseils pratiques sur les aliments riches en protéines et les collations riches en antioxydants ? Ce sont vos nouveaux meilleurs amis. Et n'oublions pas les exercices mentaux : la pleine conscience et la réduction du stress ne sont pas que des mots à la mode. Ce sont des outils qui vous permettent de rester vif et concentré.

Nous avons souligné l'importance de la communication ouverte et de l'empathie dans les relations. C'est le ciment qui maintient les partenariats ensemble, surtout lorsque la vie évolue à une vitesse fulgurante. N'oubliez pas qu'il est normal d'avoir l'impression de naviguer en eaux inconnues tant que vous disposez de votre fidèle boussole d'écoute active et de vulnérabilité.

Nous avons déjà évoqué le sens et la passion dans nos discussions sur la carrière. Vous envisagez peut-être de changer de poste ou de trouver un nouveau sens à votre fonction actuelle. Quoi qu'il en soit, savoir qu'il existe un potentiel de réinvention change la donne. Votre carrière ne vous définit pas ; elle n'est qu'un aspect de la riche mosaïque qui compose votre vie.

Alors, quels sont les principaux points à retenir ? Acceptez le changement, prenez soin de votre santé, communiquez ouvertement et n'hésitez pas à redécouvrir qui vous êtes. Ce livre n'est pas seulement un guide ; c'est votre fidèle compagnon dans cette aventure de la quarantaine. Il a pour but de vous encourager à prendre le volant et à diriger votre vie avec détermination et joie.

Voici le grand appel à l'action : prenez en main votre transition vers la cinquantaine. Que vous commenciez un nouveau passe-temps, que vous ayez une discussion à cœur ouvert avec votre partenaire ou que vous donniez un nouveau regard à votre carrière, foncez. Vous avez les outils, les connaissances et la sagesse nécessaires pour traverser cette étape en toute confiance.

Avant de nous séparer, je tiens à vous exprimer ma gratitude. Merci de m'avoir permis de partager ce voyage avec vous. J'ai vécu la même chose que vous et je peux vous dire qu'aborder la cinquantaine avec humour et grâce fait toute la différence. N'oubliez pas que vous êtes capable de le faire et que je vous encourage à chaque étape du chemin. La vie est une aventure mouvementée, alors attachez vos ceintures et profitez-en avec le sourire.

Références

Ménopause masculine : présentation, symptômes et traitement
https://www.healthline.com/health/menopause/male

La crise de la quarantaine chez l'homme : causes, gestion et signification
https://www.centreformalepsychology.com/male-psychology-magazine-listings/male-mid-life-crisis-causes-coping-and-meaning

La testostérone chez l'homme vieillissant : données actuelles et ...
https://www.ncbi.nlm.nih.gov/pmc/articles/PMC2544367/

Un deuxième acte époustouflant ! Rencontre avec les personnes qui ont changé...
https://www.theguardian.com/lifeandstyle/2021/aug/26/a-stunning-second-act-meet-the-people-who-changed-course-in-mid-life-and-loved-it.

Nutrition pour les hommes de plus de 40 ans : 10 aliments à consommer et 6 à éviter
https://www.fitfatherproject.com/nutrition-for-men-over-40/

Il n'est pas trop tard pour profiter des bienfaits de l'exercice physique à un âge mûr | Actualités
https://www.hsph.harvard.edu/news/hsph-in-the-news/middle-age-exercise-benefits/

Comment gérer le stress grâce à la pleine conscience et à la méditation
https://www.mindful.org/how-to-manage-stress-with-mindfulness-and-meditation/

Prévalence des troubles du sommeil courants chez la personne d'âge moyen...
https://jcsm.aasm.org/doi/10.5664/jcsm.9886

Stratégies de communication efficaces pour les couples
https://epiccounselingsolutions.com/effective-communication-strategies-for-couples-a-therapists-guide/

Les transitions des enfants vers l'âge adulte et les parents d'âge moyen...
https://www.ncbi.nlm.nih.gov/pmc/articles/PMC10298122/

Renouer avec de vieux amis : conseils pour renouer un lien
https://www.betterhelp.com/advice/friendship/tips-to-help-when-reconnecting-with-old-friends/

Comment développer l'empathie dans le mariage - Les premières choses d'abord
https://firstthings.org/how-to-build-empathy-in-marriage/

8 causes d'insatisfaction au travail et comment les combattre
https://www.aihr.com/blog/job-dissatisfaction/

Transformer votre carrière à mi-vie : les meilleurs conseils pour réussir
https://www.london.edu/think/transforming-your-midlife-career-top-tips-for-success

Trouver un but au-delà du travail : les enseignements tirés d'expériences réussies
https://www.linkedin.com/pulse/finding-Purpose-beyond-work-insights-from-successful-rafat-fields

Stratégies de réseautage efficaces pour la croissance en milieu de carrière
https://www.linkedin.com/advice/1/heres-how-you-can-effectly-network-mid-career-quejc

Les meilleures applications de finances personnelles et de budgétisation pour 2024
https://www.pcmag.com/picks/the-best-personal-finance-services

7 étapes pour commencer à épargner pour la retraite après 50 ans
https://www.aarp.org/retirement/planning-for-retirement/info-2023/never-too-late-to-start-saving.html

Faire face au stress financier
https://www.helpguide.org/mental-health/stress/coping-with-financial-stress

Les meilleures options d'investissement pour les personnes de plus de 40 ans
https://www.anthemadvice.com/resources/the-best-investment-options-for-people-over-40/

L'état d'esprit de croissance prédit les gains cognitifs chez un adulte plus âgé...
https://www.ncbi.nlm.nih.gov/pmc/articles/PMC10052424/

Thérapie cognitivo-comportementale pour les troubles anxieux
https://pmc.ncbi.nlm.nih.gov/articles/PMC4610618/

Un guide complet pour libérer votre moi intérieur
https://occolondon.com/blogs/learn/journaling-for-men?srsltid=AfmBOoqSY76GNm2Z48Tia46lOelXVEjIJeXrcTXUUYS1-_5Chsl4mIZ-

Cinq façons pour les travailleurs plus âgés de rester pertinents à l'avenir ...
https://www.forbes.com/sites/jacobmorgan/2015/08/20/five-ways-older-workers-can-stay-relevant-in-the-future-of-work/

Laisser un héritage : pourquoi est-ce important
https://www.morningcoach.com/blog/leaving-a-legacy-why-is-it-important

L'engagement communautaire peut améliorer la santé mentale
https://www.psychiatrictimes.com/view/community-involvement-can-enhance-mental-health

6 excellentes histoires de réussite de programmes de mentorat dans la vie réelle
https://www.mentoringcomplete.com/mentorship-program-success-stories-learning-from-real-world-examples/

Le guide complet de la planification de l'héritage familial
https://blueskywa.com/family-legacy-planning/

Santé, loisirs et une vie plus épanouie
https://aleragroup.com/insights/health-hobbies-and-more-fulfilled-life

Le pouvoir transformateur du voyage : pourquoi c'est important
https://www.megansharesthemagic.com/blog/whytravelmatters

Raisons pour lesquelles l'espace personnel est essentiel pour la santé mentale...
https://mpowerminds.com/blog/Reasons-why-personal-space-is-important-for-mental-health-Dos-and-Donts-of-personal-space

Construire un réseau de soutien
https://deepstash.com/idea/337051/building-a-supportive-network

FAITES LA DIFFÉRENCE AVEC VOTRE AVIS

Vos pensées peuvent aider les autres à traverser la ménopause

> *« Parfois, la meilleure façon de se trouver est de regarder l'expérience de quelqu'un d'autre . »*
> — Robert Spencer

Bonjour ! Je suis ici pour vous demander une petite faveur qui pourrait faire une grande différence. Si vous avez lu *Manopause : mythe ou réalité ?*, vous avez probablement réalisé que ce livre ne parle pas seulement du vieillissement ; il vise à aider les hommes (et leurs proches) à comprendre cette phase délicate appelée « ménopause ».

Je sais que ce voyage peut être un peu déroutant, comme essayer de suivre une recette qui change constamment. Mais c'est là que vous intervenez. Vous voyez, la plupart des gens choisissent un livre en fonction des critiques de personnes comme vous.

Votre avis pourrait être la raison pour laquelle quelqu'un d'autre obtient l'aide dont il a besoin pour s'attaquer à sa propre « ménopause » avec un peu plus d'humour, de grâce et peut-être même un rire ou deux.

C'est rapide, cela ne coûte rien et cela pourrait vraiment aider quelqu'un qui se trouve au milieu d'un moment de vie où il se demande « Qu'est-ce qui m'arrive ? ».

En laissant un avis, vous contribuez à :

- Un homme de plus (ou sa famille) pour donner un sens à ces montagnes russes
- Une personne de plus pour rire un peu dans une saison difficile
- Une famille de plus comprend la valeur de l'empathie et de la patience

Pour donner un coup de main, scannez simplement le code QR ci-dessous et laissez vos impressions.

Merci beaucoup d'avoir pris un moment pour aider !

Sincèrement,
Robert Spencer